図説
CTGテキスト

助産実践能力習熟段階(クリニカルラダー)®
レベルⅢ認証必須研修CTG対応テキスト

中井章人
日本医科大学産婦人科学教授

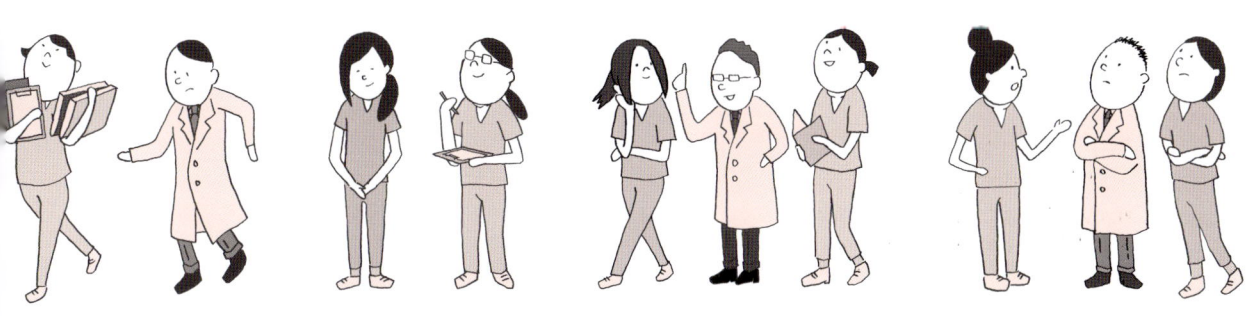

MEDICAL VIEW

本書では，厳密な指示・副作用・投薬スケジュール等について記載されていますが，これらは変更される可能性があります。本書で言及されている薬品については，製品に添付されている製造者による情報を十分にご参照ください。

Textbook for interpretation of CTG by the illustration
（ISBN978-4-7583-1733-7 C3047）

Author : Nakai Akihito

2016. 3. 20   1st ed

©MEDICAL VIEW, 2016
Printed and Bound in Japan

Medical View Co., Ltd.
2-30 Ichigayahonmuracho, Shinjyukuku, Tokyo, 162-0845, Japan
E-mail ed@medicalview.co.jp

序　文

日本医科大学産婦人科学教授
中井章人

　出産は胎児にとって，人生初めての旅である。繰り返す子宮収縮を力に，回旋しながら産道を通過し，外界へと向かう。母親に導かれながら，この人生初めての旅を無事に終えた先には，酸素と光と音と祝福の洪水が待ち受けている。

　しかし，旅は必ずしも安全ではない。その途中，強い圧迫を受けたり，狭小なゲートに阻まれたり，幾多の困難に出会うこともある。この旅の安全を見守ることが医師，助産師，看護師の役割で，分娩監視装置による連続モニタリングで得られる胎児心拍数陣痛図（cardiotocogram；CTG）は唯一，胎児の情報を与えてくれるツールなのである。

　しかし，CTG にはいくつかの問題がある。健常であることは明確に診断できるが，胎児機能不全と診断しても，しばしば胎児低酸素症になっていないことがある。また，胎児機能不全の状態と正常な状態が交互に起こることや，胎児低酸素症を示唆する波形が突然出現することもある。そして，最大の問題は，検査者内，検査者間の再現性が低いことだ。ある医師が胎児機能不全と判断しても，他の医師は同じCTG を見て，経過観察だと言うことがある。

　日本産科婦人科学会周産期委員会は，長年にわたり，これら CTG 判読と対応の標準化に努めてきた。さまざまな波形の定義や解釈をはじめ，30 秒ルール，レベル分類などがその成果物で，『産婦人科診療ガイドライン　産科編 2014』に収載されている。これらの運用には賛否両論があるが，委員会は多くのデータとエビデンスをもとに，いかに万人が確実に CTG を判読できるか真摯に取り組んでいる。著者も，これらの作業の一部に関わり，そう断言することができる。また，こうした定義やルールは，2014 年に改訂された『助産業務ガイドライン』にも掲載され，医師のみならず分娩に携わる助産師，看護師にも適応されることになった。

　本書は，CTG を基本から見直し，その判読を図説するとともに，日々の業務に直接結びつく情報を提供する。図とそのポイントを読み十分理解できていれば，解説は必要ないはずだ。また，助産師の実践能力向上のため，2015 年より開始された助産実践能力習熟段階（クリニカルラダー）®(CLoCMiP®) レベルⅢ認証におけるCTG 必須研修に対応する知識を提供するテキストになっている。章ごとに設定されたレベルを確認しながら読み進んでいただき，助産師実践能力の向上に役立てていただければ幸甚である。

　なお，これまでに著者が CTG の解釈を学ぶにあたり，多大なご示唆いただいた朝倉啓文博士，荒木　勤博士，池田智明博士，池ノ上　克博士，岡井　崇博士，上妻志郎博士，越野立夫博士，鮫島　浩博士，高木耕一郎博士，高橋恒男博士，田中　守博士，藤森敬也博士，松田義雄博士，室岡　一博士に深謝する。

　また，本書の発刊にあたり多くの引用をご許可いただいた公益財団法人日本医療機能評価機構 産科医療補償制度の関係各位に深謝する。

2016 年 2 月

推薦の言葉

公益社団法人日本看護協会常任理事
福井トシ子

　分娩施設の集約化や閉鎖が進むなかで，妊産婦や家族が安全に安心して出産できる環境の体制整備が急務となっています。この体制整備の一環として，助産師に院内助産所や助産師外来を担う役割が期待されています。この期待に応えるためには，助産実践能力が問われます。しかし，わが国には，看護職の国家資格取得後に，資格を更新する制度や，臨床実践能力を客観的に評価できる仕組みがありません。助産師の実践能力を向上させる仕組みもありませんでした。

　そこで，2011年（平成23）8月に助産師関連5団体（日本看護協会，日本助産師会，日本助産学会，全国助産師教育協議会，日本助産評価機構）で構成した日本助産実践能力推進協議会を発足し，助産実践能力を認証する仕組みを検討してきました。日本産婦人科医会，日本産科婦人科学会，日本周産期・新生児医学会等，周産期関連団体の医師の皆さまにもご指導をいただきながら，検討してきた結果，全国すべての分娩施設に勤務する助産師が活用できる，助産実践能力習熟段階（クリニカルラダー）®をもとに，「助産実践能力習熟段階（クリニカルラダー）®（Clinical Ladder of Competencies for Midwifery Practice"CLoCMiP®（クロックミップ）"レベルⅢ」認証制度が創設されました。

　一般財団法人日本助産評価機構は2015年（平成27）8月に認証申請受付を行い，書類審査およびWEBによる客観的試験を行いました。その結果，同年12月24日に助産実践能力習熟段階（クリニカルラダー）®レベルⅢと認証された5,500名を超えるアドバンス助産師が誕生しました。

　アドバンス助産師は，院内助産所および助産師外来で自律して助産診断を行い，助産ケアを行う能力をもつ助産師です。平成27年12月24日に認証されたアドバンス助産師も，これからアドバンス助産師を目指す助産師も，各施設に導入されたCLoCMiP®をさらに整備し，すべての助産師の教育体制整備を強化すると同時に，それを運用して院内助産所，助産師外来で役割を担ってもらうことがこの制度の目指すところです。

　そのためには，さらなる教育体制の整備や強化が必要になりますが，アドバンス助産師に認証されるために必要な分娩件数100例に到達するために，助産師出向システムを活用することや，地域の他の施設や関係団体，助産師養成機関と連携して教育体制を整え，共に学ぶ環境を整えることなどが期待されます。

　日本助産実践能力推進協議会は，CLoCMiP®レベルⅢ認証申請支援を引き続き行って参ります。その一環としてインターネット配信研修オンデマンドを企画しました。CLoCMiP®レベルⅢ認証を受けるためには，さまざま

な要件がありますが，その一つに必須研修としてCTGがあります。CTGが必須研修である理由を改めて述べる必要もないと思いますが，そのさらなる根拠は，産科医療補償制度における「再発防止に関する報告書」にあります。この制度の取り組みは，個々の事例情報を体系的に整理・蓄積し，「数量的・疫学的分析」を行うとともに，再発防止の観点から必要な事項について「テーマに沿った分析」が行われます。その結果，多数例の分析から明らかにされた知見による再発防止対策等を提言した「再発防止に関する報告書」がまとめられています。この再発防止報告書のテーマとなっているのが，CTGの判読能力です。NCPRと同様に，周産期にかかわるすべての関係者に，CTG判読能力は欠かせません。院内助産所で助産実践する助産師には，高い判読能力が特に必要です。

　認証申請に必要な必須研修CTG研修は，助産師が所属する医療機関や関係団体主催等で受講したCTG研修も90分以上の研修時間であれば，平成27年度・28年度は研修受講とみなされますが，平成27年度のレベルⅢ認証申請者からCTGもオンデマンドで受講できるようにして欲しいという要望が多数寄せられました。

　平成27年，28年に日本看護協会インターネット研修講師で本書の著者である中井章人教授が担当した助産実践能力習熟段階（クリニカルラダー）®レベルⅢ認証申請のための必須研修②「子宮収縮薬使用時の助産ケアのポイント」のオンデマンド研修は大変好評で，中井教授の解説のわかりやすさには定評があります。また，中井教授は，CTG判読と対応の標準化に努めてこられた第一人者でもあります。

　そこで，日本助産実践能力推進協議会では，中井教授に，インターネット配信研修オンデマンドによるCTG研修の講師をお引き受けいただきました。中井教授は，大変ご多忙ななか，CLoCMiP®レベルⅢ認証申請に必要なCTG研修に活用できるようにと，本書を完成してくださったのです。

　本書は，日本助産実践能力推進協議会主催平成28年度インターネット配信研修オンデマンド必携テキストです。

　CLoCMiP®ごとに，章立てをして，階段の上り方をわかりやすく導いてくださっています。巻末の試験問題も多いに役立つことでしょう。

　本書の活用を強く推奨します。

2016年2月10日

日本助産実践能力推進協議会を代表して

図説 CTGテキスト

助産実践能力習熟段階（クリニカルラダー）®
レベルⅢ認証必須研修 CTG 対応テキスト

序文　　　　中井章人

推薦の言葉　　福井トシ子

第Ⅰ章　CTG の基礎的理解

1. CTG の意義　　　　　　　　　　　　　　2
2. 胎児心拍数の調節　　　　　　　　　　　　3
3. 体内センサー　　　　　　　　　　　　　　7
4. 自律神経機能　　　　　　　　　　　　　 10

第Ⅱ章　CTG を判読する（基礎編）

1. CTG の見方　　　　　　　　　　　　　　12
2. 胎児が健常である証拠　　　　　　　　　　22
3. 一過性徐脈の発生原因　　　　　　　　　　24
4. 一過性徐脈を読む　　　　　　　　　　　　31
5. 徐脈と特殊な波形　　　　　　　　　　　　55
   * レベルⅠ修了　　　　　　　　　　　　　56

第Ⅲ章　低酸素状態の評価と対応

1. 低酸素状態の胎児への対応：復習を兼ねて　 58
2. CTG の評価　　　　　　　　　　　　　　71
3. 胎児心拍数波形のレベル分類　　　　　　　73
4. どんなときに使うか　　　　　　　　　　　85
   * Are you ready？　レベルⅡ修了　　　　 89

目次

第Ⅳ章　CTGを判読する（応用編）

1. 判読に注意を要する一過性徐脈 ── 92
2. 判読に注意を要する心拍数基線 ── 98
3. 胎児予備能力の評価 ── 110
4. 感染症の影響を考慮する ── 113
* Congratulations!　レベルⅢ修了 ── 121

第Ⅴ章　症例検討

＊レベルⅣを目指して
1. さまざまな表情をみせるCTG ── 124
2. 急変するCTG ── 133
3. 脳性麻痺の事例から ── 144

付録

- 復習：問題集［知識を確認してみよう］　/160
- 胎児心拍数図波形の定義　/166
- 子宮収縮薬を用いた陣痛誘発と陣痛促進の注意点　/168
- CTGの評価とその対応　/172
  　胎児心拍数波形のレベル分類と判定，
  　および波形分類に基づく対応と処置

参考文献一覧　174
索引　175

[著者略歴]

中井　章人（なかい あきひと）
日本医科大学 教授
日本医科大学 多摩永山病院 副院長／女性診療科・産科 部長

■ 略歴
1983年　日本医科大学医学部卒業
1987年　日本医科大学大学院医学研究科修了（医学博士）
1987年　日本医科大学付属第一病院産婦人科医員助手
1996年　スウェーデン王立ルンド大学実験脳研究所　客員研究員
1998年　日本医科大学 講師
2002年　日本医科大学 助教授／多摩永山病院 女性診療科・産科 部長
2006年　日本医科大学 教授／多摩永山病院 副院長（現職）

■ 専門領域
周産期医学（胎児，新生児低酸素脳症発生機序の解明とその予防，治療）

■ 専門医
日本産科婦人科学会専門医
日本周産期・新生児医学会　周産期（母体・胎児）専門医
日本周産期・新生児医学会　公認新生児蘇生法インストラクター

■ 学会役職等
日本産婦人科医会　常務理事
日本産科婦人科学会　代議員
日本周産期・新生児学会　評議員
日本早産予防研究会　代表世話人
日本医療機能評価機構　産科医療補償制度原因分析委員会　委員
日本看護協会　地域母子保健推進等検討委員会　委員
東京産婦人科医会　常務理事
東京都周産期医療協議会　委員
福島県県民健康調査妊産婦専門委員会　委員
日本臨床スポーツ医学会　幹事
女性スポーツ医学研究会　理事

趣味：芝生の育成管理，旧車，機械式時計，ワイン

第Ⅰ章 CTGの基礎的理解

　第Ⅰ章は助産実践能力習熟段階（クリニカルラダー）® レベルⅠに対応している。レベルⅠでは，健康生活支援の援助のための（ここでは分娩中の胎児管理のための）知識・技術・態度を身につけ，安全確実に助産実践できることが求められる。CTGに関しては，その適応を理解し，正しく装着し，各ガイドラインに基づいた判読ができ，結果に応じた報告・対応ができることとされている。

　しかし，CTG波形は千差万別である。必ずしもガイドラインに示される典型的な波形だけが出現するわけではない。そこで，重要になるのが心拍数変化の生理と病理（原因）を理解し，判読に役立てる（利用する）ことである。

　本章の目的は，CTGの波形を見たとき，なぜその波形が出現するのか，原因に基づき判読する習慣を身につけることである。はじめにCTGの意義を確認し，心拍数変化の生理を復習していただく。臨床から遠く一番面倒な章と思われるかもしれないが，ここを読み飛ばして，CTGが正しく判読できるはずがない。

　このページからスタートし，胎児を見守るスキルを身につけよう。

1. CTGの意義

CTGとは

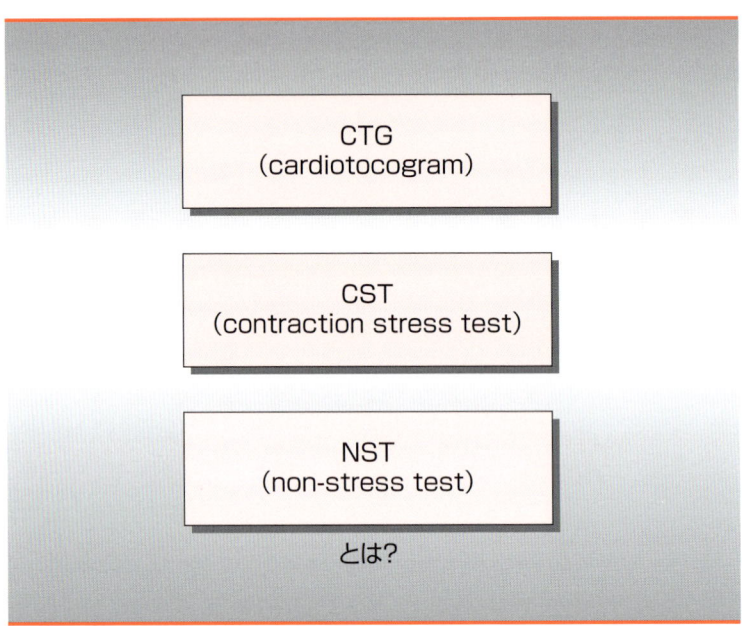

> **Point**
> ❶ CTGは胎児心拍数と子宮収縮の連続記録
> ❷ CSTは子宮収縮薬により陣痛を再現するテスト
> ❸ NSTは陣痛（子宮収縮）がない状態の心拍数記録

- 分娩監視装置による胎児心拍数と陣痛の連続記録が胎児心拍数陣痛図（cardiotocogram；CTG）である．陣痛による子宮収縮は，胎盤に流入する母体血流を減少させるため，胎児にとって負担になる．CTGはその負担に対する胎児の心拍数変化をみるもので，胎児の状態（健常性）を推測することができる．
- 一方，子宮収縮のない状態で，同様の評価を行うために考案されたのがCST（contraction stress test）である．子宮収縮薬を投与し，子宮収縮を起こさせることで，分娩に対する胎児の予備能力や潜在する胎盤機能不全を判断することができる．
- CSTに対してNST（non-stress test）は，子宮収縮薬による子宮収縮のストレスをかけることなく，胎児の健常性を評価する方法である．
- 一般に，CTGは陣痛開始後の胎児心拍数陣痛図を指し，子宮収縮を認めない場合に実施したものはNSTと呼ばれる．

cardio＝心臓心拍数
tocogram＝陣痛図
contraction＝収縮

2. 胎児心拍数の調節

延髄（心臓血管中枢）の働き

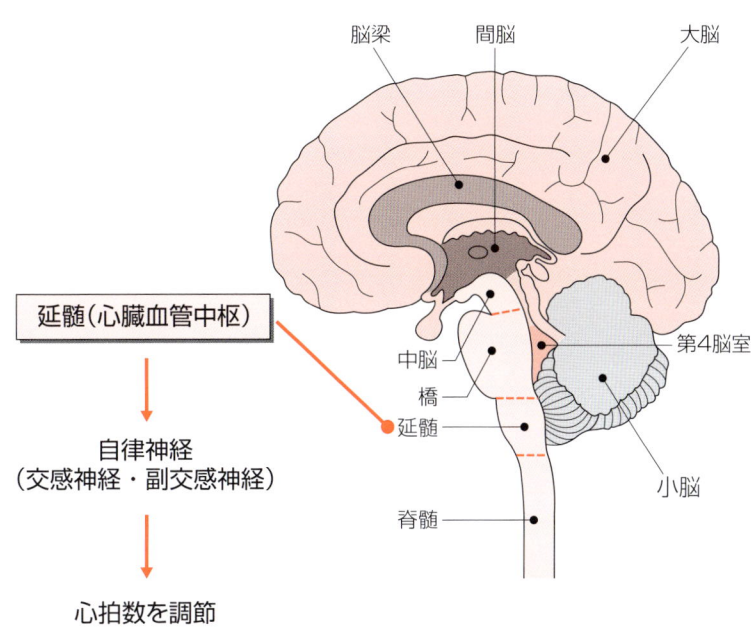

> **Point**
> ❶延髄には心臓血管中枢がある
> ❷心臓血管中枢は自律神経を介し心拍数の調節を行う
> ❸自律神経には交感神経と副交感神経がある

- 心拍数は延髄で調節されている。延髄は後頭部と首の境目あたりにある。循環の中枢はじめ，呼吸，嘔吐，嚥下，消化などの中枢を含み，生命維持に不可欠な機能を担い，その一つが心拍数の調節である。
- 心臓（心筋）には自律的に拍動する能力があるが，延髄の心臓血管中枢が自律神経を介してその調節を行う。自律神経には交感神経と副交感神経があり，それぞれ相反する働きをする。心臓血管中枢は状況に応じ，双方の自律神経を介して，心拍数と血圧を変化させ，循環動態の安定化を図る。

2. 胎児心拍数の調節

交感神経の働き

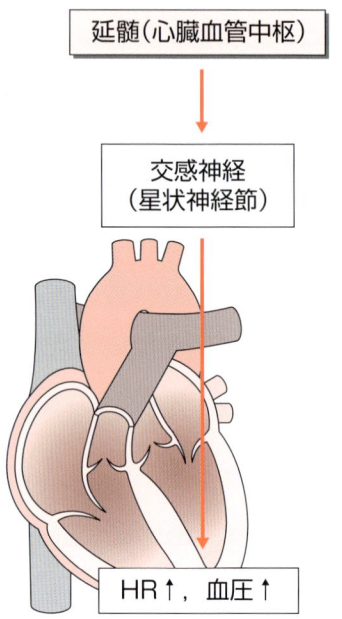

> **Point**
> ❶心臓血管中枢は交感神経を介し，心拍数と血圧を増加させる
> ❷神経伝達物質はノルアドレナリンで，心臓の収縮力を強める

- 交感神経線維は星状神経節を介して，主として心室に分布している。心臓血管中枢からの刺激を受け，心拍数を増加させる。
- 交感神経の神経伝達物質はノルアドレナリンで，心拍数の増加に加え，心臓（心筋）の収縮力を強め，血圧を上昇させる。また，皮膚や腎臓など内臓器の血管を収縮させる。
- 成人では，運動などの身体活動，緊張，興奮，ストレスなどが交感神経の活動を高める。

2. 胎児心拍数の調節

副交感神経の働き

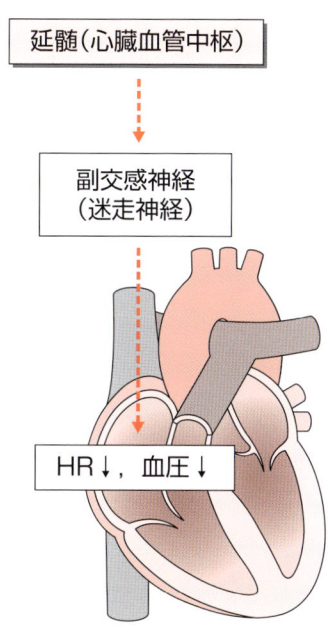

> **Point**
> ❶心臓血管中枢は副交感神経を介し，心拍数と血圧を低下させる
> ❷神経伝達物質はアセチルコリンで，心臓の収縮力を弱める
> ❸胸腹部に分布する副交感神経を迷走神経という

- 副交感神経線維は洞結節，房室結節に分布している。心臓血管中枢からの刺激を受け，心拍数を減少させる。
- 副交感神経の神経伝達物質はアセチルコリンで，心臓（心筋）の収縮力を弱め心拍数を減少させ，血圧を低下させる。また，消化器など内臓器の血管を拡張させる作用をもつ。こうした血管拡張作用も血圧低下に寄与する。
- 成人では，交感神経と反対に，休息，睡眠，リラックスした状態で，副交感神経は活発に働く。
- 心臓など胸腹部に分布する副交感神経線維を迷走神経線維と呼ぶ。

2. 胎児心拍数の調節

協関作用

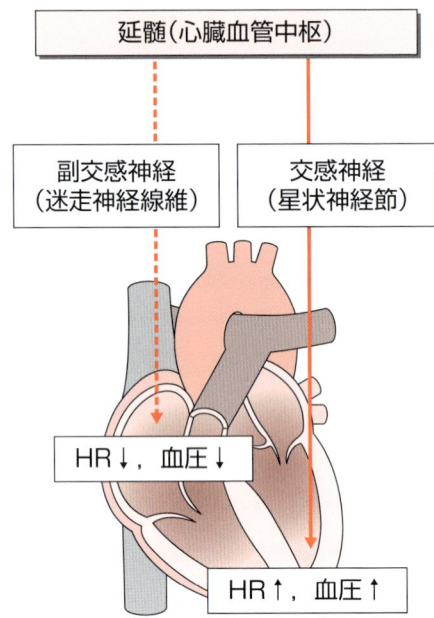

> **Point**
> ❶交感神経と副交感神経の相互の働きを協関作用と呼ぶ
> ❷協関作用の生理的なゆらぎが，CTGで確認される心拍数基線細変動の発生要因となる

- 交感神経は心拍数を増加させ，副交感神経は心拍数を低下させる。この相反する自律神経の相互の働きを協関作用と呼ぶ。交感神経と副交感神経の活動は，仮に安静時でも一定ではなく，細かな変動を繰り返す。
- この協関作用の生理的なゆらぎこそが，CTGで確認される心拍数基線細変動の発生要因となる。したがって，心拍数基線細変動が減少，あるいは消失するということは，これら自律神経系の機能が抑制されているか，破綻している状態で，大変深刻であることを認識しなければならない。

3. 体内センサー

センサーの種類と役割

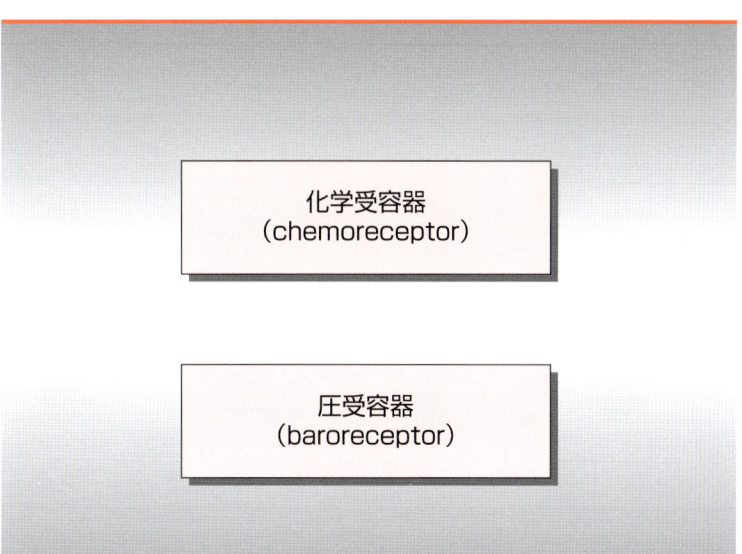

> **Point**
> ❶身体には自律神経システムを作動させるセンサーがある
> ❷化学受容器は酸素分圧の変化を感知する
> ❸圧受容器は血圧変動を感知する

- 身体には循環動態の恒常性を保つため，血液の成分（酸素分圧）や流れ方（血圧）の変化を感知し，心臓血管中枢に異常を知らせるセンサーがある。化学受容器と圧受容器である。
- 化学受容器は酸素分圧の変化，圧受容器は血圧変動を感知し，それぞれインパルス（活動電位）と呼ばれる電気信号を延髄の心臓血管中枢に送る。シグナルを受けた心臓血管中枢では状況に応じ，自律神経（交感神経，副交感神経）を介して心拍数を調節し，循環動態の安定化を図る。
- この化学受容器と圧受容器の働きを理解しておくことは，CTGを判読するうえできわめて重要になる。

3. 体内センサー

化学受容器

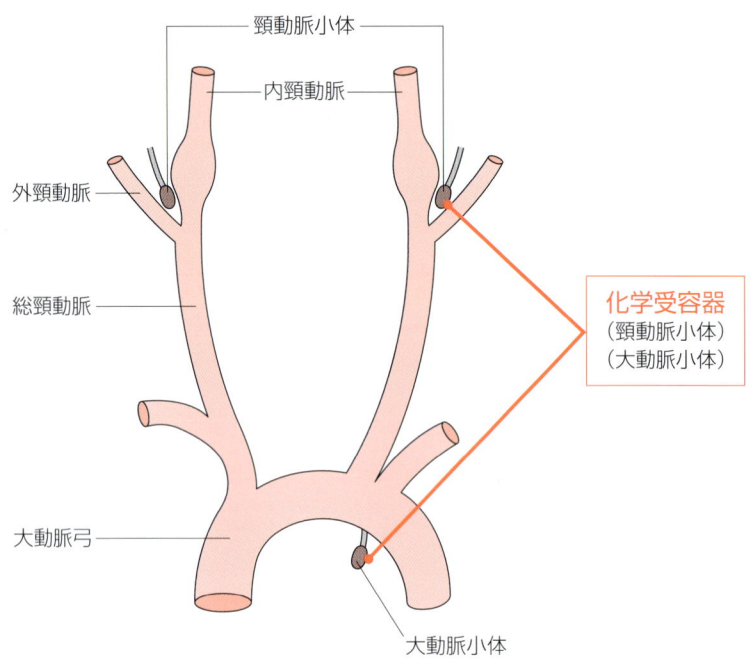

> **Point**
> ❶化学受容器は，頸動脈と大動脈にある
> ❷低酸素状態やアシドーシスになった血液を感知する
> ❸化学受容器の興奮(インパルス)が，延髄の心臓血管中枢に異常を知らせる

- 化学受容器は，バイタルオルガンである脳と心臓の近傍，頸動脈小体と大動脈小体に存在する。酸素分圧の低下，二酸化炭素の増加，pHの低下など低酸素状態やアシドーシスになった血液が頸動脈，あるいは大動脈に流入すると，化学受容器が異常を感知する。
- 化学受容器の興奮は，インパルス(活動電位)として心臓血管中枢に伝わる。

バイタルオルガン
= vital organ
=生命活動に必要な主要器官

3. 体内センサー

圧受容器

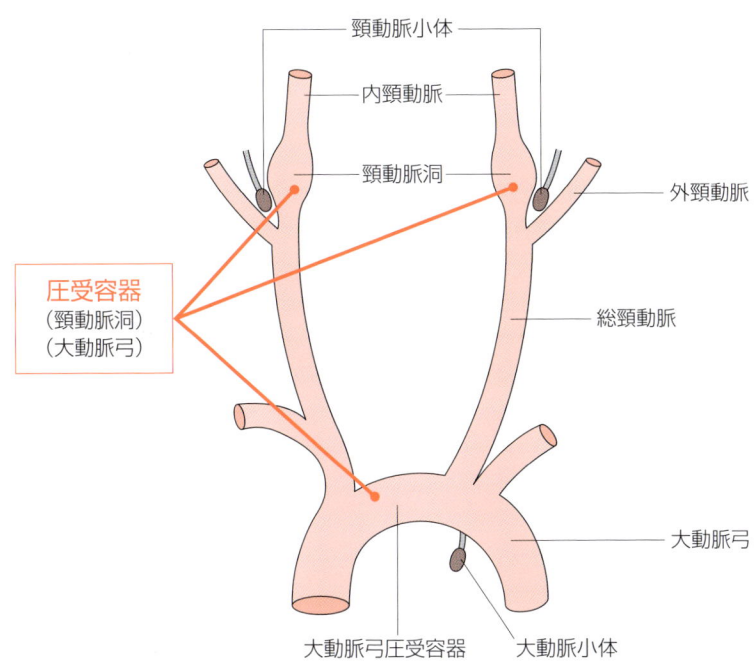

> **Point**
> ❶ 圧受容器は，頸動脈と大動脈にある
> ❷ 急激な血圧増加や低下を感知する
> ❸ 圧受容器の興奮(インパルス)が，延髄の心臓血管中枢に異常を知らせる

- 化学受容器同様，圧受容器は脳と心臓の近傍，頸動脈洞と大動脈弓に存在し，血圧変化に対して強力な調節作用をもつ。圧受容器の興奮はインパルス（活動電位）として心臓血管中枢に伝わる。
- 低酸素状態や急激な血圧増加は，臓器の傷害を招く。化学受容器と圧受容器はともに頸動脈と大動脈に存在し，これらの変化からバイタルオルガンである心臓と脳を保護しているのである。

4. 自律神経機能

センサーと自律神経機能の働き

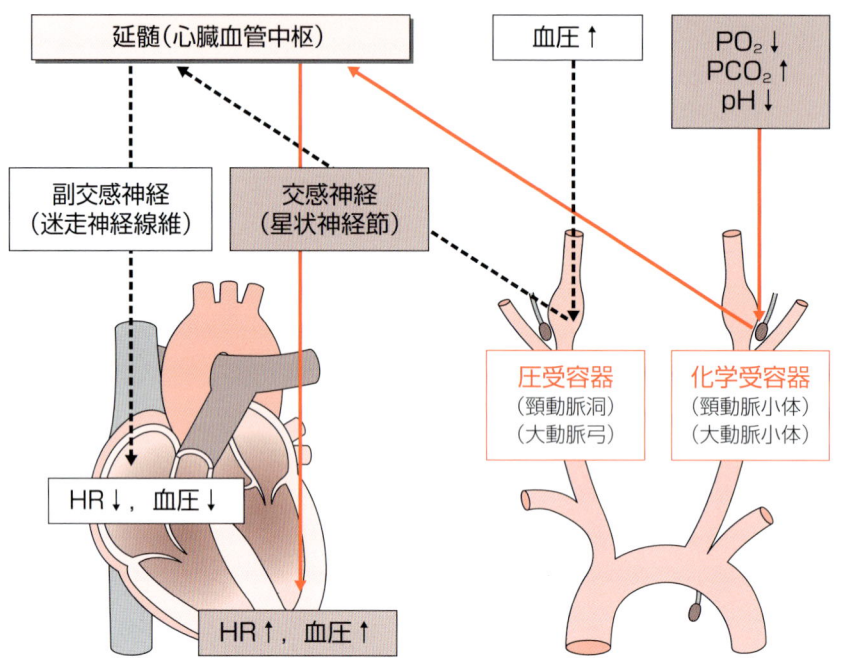

> **Point**
> ❶ 低酸素状態になると化学受容器が感知し、心臓血管中枢にインパルスを送り、心臓血管中枢は交感神経を介して、心拍数、血圧を増加させる
> ❷ 血圧が急激に増加すると圧受容器が感知し、心臓血管中枢にインパルスを送り、心臓血管中枢は副交感神経を介し心拍数を減少させ、血圧を低下させる

- 酸素分圧の低下、二酸化炭素の増加、pHの低下など低酸素状態やアシドーシスになった血液が頸動脈、あるいは大動脈に流入すると、化学受容器が異常を感知し、心臓血管中枢にインパルスを送る。この刺激に対し、心臓血管中枢は交感神経刺激を介して、心拍数、血圧を上昇させ、少しでも多くの酸素を臓器に提供しようとする。
- 一方、急激な血圧上昇は、脳や心臓の血管傷害を引き起こすが、それを防ぐため圧受容器が働く。血圧が急激に増加すると、圧受容器がその異常を感知し、心臓血管中枢にインパルスを送る。心臓血管中枢では副交感刺激を介し心拍数を減少させ、血圧を下げることで臓器を保護しようとする。いわゆる迷走神経反射である。

> 基本的に胎児心拍数はこれらの作用により変動する。CTG波形を見て、判読に迷ったら、低酸素か？ 圧変化か？ あるいは双方が混在しているのか、必ずこのページに戻って考えていただきたい。

第Ⅱ章　CTGを判読する（基礎編）

　第Ⅱ章は助産実践能力習熟段階（クリニカルラダー）® レベルⅠの実践編である。

　ここでは，実際の CTG 波形から定義や判読ポイントのルールを学んでいただくが，必ずしもすべてを暗記する必要はない。忘れたときにテキストを開けばよいからである。しかし，その原因に関しては違う。どの波形がどういう原因に基づき発生するか，身体に染み込ませておかなくてはならない。胎児が CTG を通じ，何を訴えようとしているのか，われわれは正確に翻訳しなければならないのである。

　さあ，実際の CTG を判読しよう。

　第Ⅱ章が理解できれば CLoCMiP® レベルⅠ到達である。実際の現場で，判読に悩んだら，第Ⅰ章とともに本章に戻って，考えてみて欲しい。

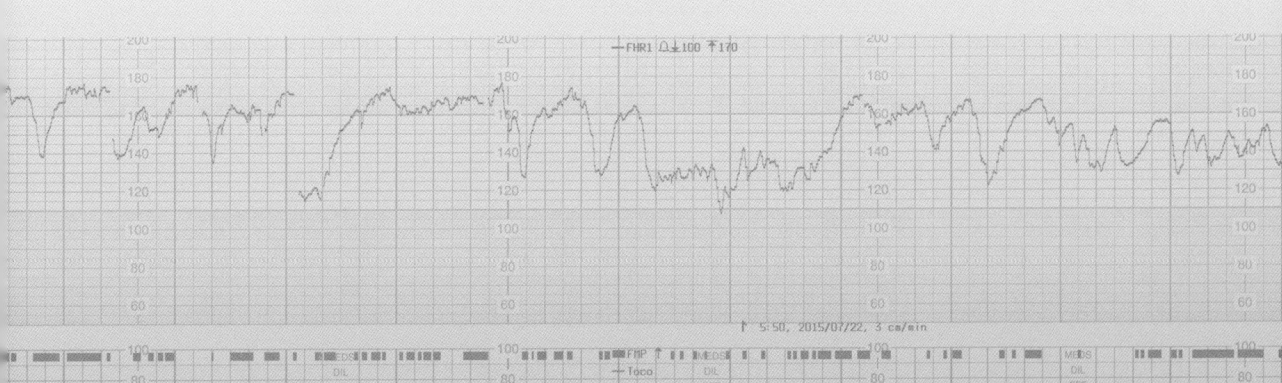

1. CTGの見方

何をみるか？（その1）

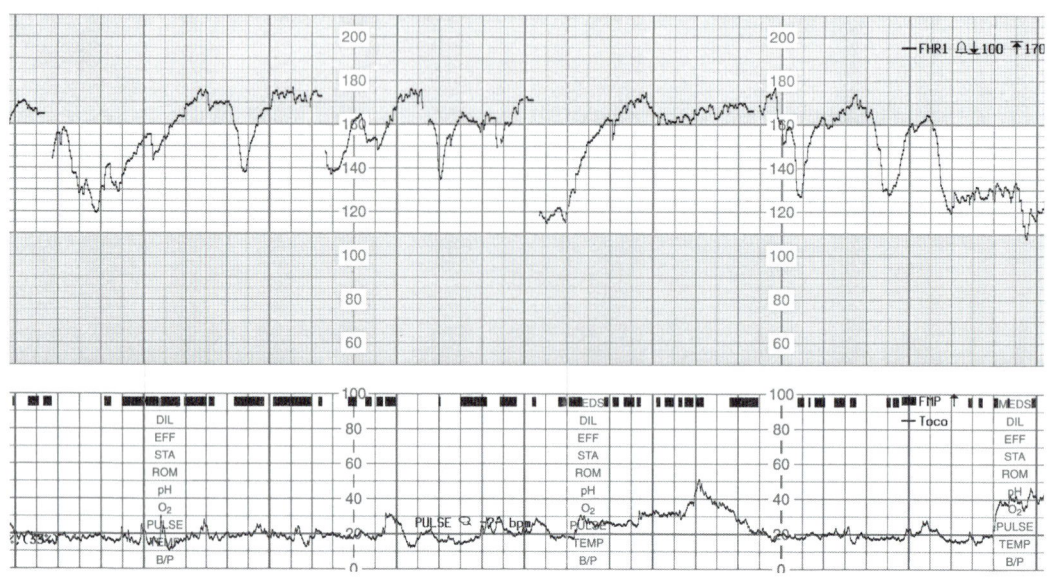

> **Point**
> ❶胎児心拍数の経時的変化
> ❷陣痛図（子宮収縮）の変化
> ❸心拍数変化と子宮収縮の関係

- CTGは言うまでもなく、胎児心拍数の変化と子宮収縮の関係から、胎児の健常性や機能不全を推測するものである。
- 上段に心拍数、下段に子宮収縮が記録されている。心拍数は50から210までの目盛りがあり（メーカーにより異なる）、1分当たりの拍動数（beats per minute；bpm）で表す。
- 子宮収縮は腹部から外測陣痛計を装着し測定されているため、正確に子宮収縮の強さを表すものではない。そのため、絶対値ではなく（強さの単位はなく）、相対的変化をもとに収縮の有無や間隔が評価される。実際には波形から良い陣痛か弱い陣痛かなどを判読するが、子宮収縮の強さを客観的に定量化することはできず、多くは経験により判断されている。

1. CTGの見方

モニターを正しく装着する

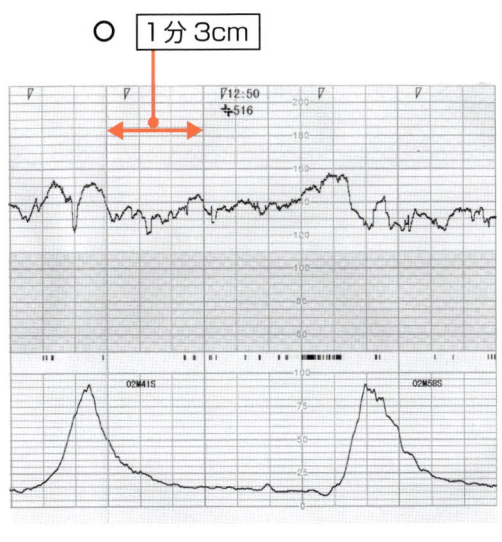

A

B

> **Point**
> ❶時刻の記録が正確かどうか確認する
> ❷紙送り速度が3cm/分であるか確認する
> ❸胎児心拍数と子宮収縮を正確に記録する
> ❹左右図A・Bは同一症例，B図はきわめて判読しづらい

- 時刻の記録と紙送り速度は重要である。測定開始時には記録紙の時刻が正しいかどうかを確認し，記録紙の紙送り速度は3cm/分とする。
- 以上を確認し，分娩監視装置を装着するが，児背側で心音が明瞭に聴取できる部位にプローブを置くとともに，子宮収縮がきちんと計測できるよう，収縮計とそのベルトもしっかり装着する。陣痛図は前述したように相対評価を行うため，陣痛計を装着する際の固定の強さ，子宮収縮の状態，ゼロ調節のタイミングにより，波形は異なる。装着後，収縮波形の観察を行い適切に記録されるよう調整する必要がある。
- 図は同一症例の分娩第1期のものであるが，B図は心音プローブの装着が悪く心拍数図にノイズが混在している。装着不良の特徴はインクが滲んだように記録される。また，収縮計の装着も不適切で，収縮が記録されていない。B図では前半はベルトが強すぎ，後半ではゼロ調節の後，収縮波形がゼロ以下になって収縮波形が確認できない。

× 1分1cm
紙送り速度を1cm/分で行っている施設もあるが，波形が圧縮され正確に判読を行うことができない。

1. CTGの見方

何をみるか？(その2)

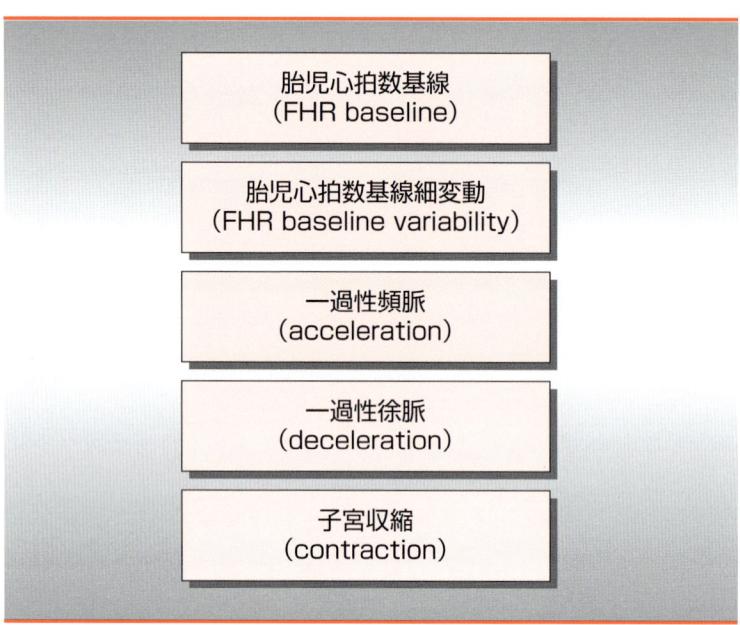

> **Point**
> ❶ **胎児心拍数基線**……10分間のおおよその心拍数
> ❷ **胎児心拍数基線細変動**……心拍数の細かい変動
> ❸ **一過性頻脈**……15秒以上2分未満の15bpm以上の心拍数増加
> ❹ **一過性徐脈**……15秒以上2分未満の心拍数減少
> ❺ **子宮収縮**……陣痛図で確認される子宮収縮

- CTGの判読にあたっては，胎児心拍数基線，胎児心拍数基線細変動，一過性頻脈の有無，一過性徐脈の有無，子宮収縮の5項目は必ずチェックしなければならない。
- これらの5項目は，上述の順に判読することが勧められる。以降に各項目の判読ポイントと定義を示すが，しっかり習熟していただきたい。

1. CTGの見方

CTGを判読しよう

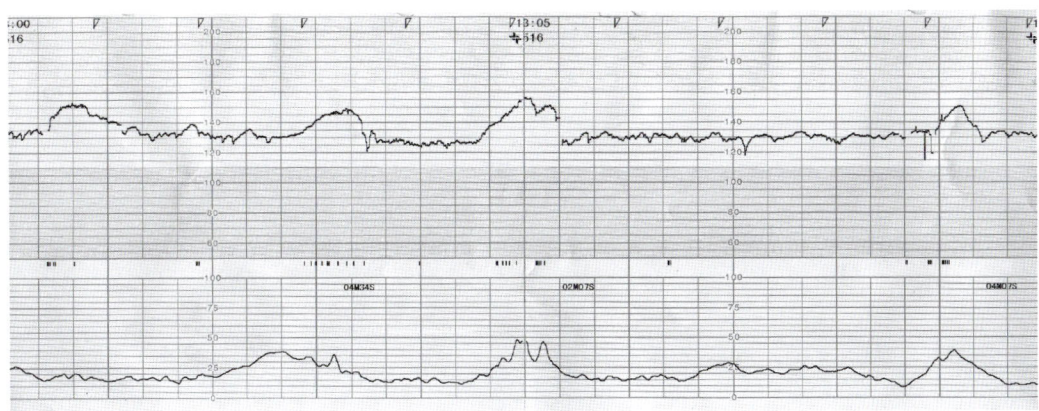

Point
- ❶ 31歳初産婦。妊娠40週，分娩第1期のCTGである
- ❷ 胎児心拍数基線，胎児心拍数基線細変動，一過性頻脈の有無，一過性徐脈の有無，子宮収縮の状態は？

- まず，はじめに胎児心拍数基線と胎児心拍数基線を読む。簡単なはずだが，どの部分で読むべきか正確に示すことができるか？
- 次に一過性変動の有無を確認する。一過性頻脈がありそうだが，定義に該当する大きさや，形に正確に当てはまっているか？ 子宮収縮の回数，間隔はどうか？
- 順次解説するが，本書とともに基本から復習していただきたい。

1. CTGの見方

胎児心拍数基線と基線細変動

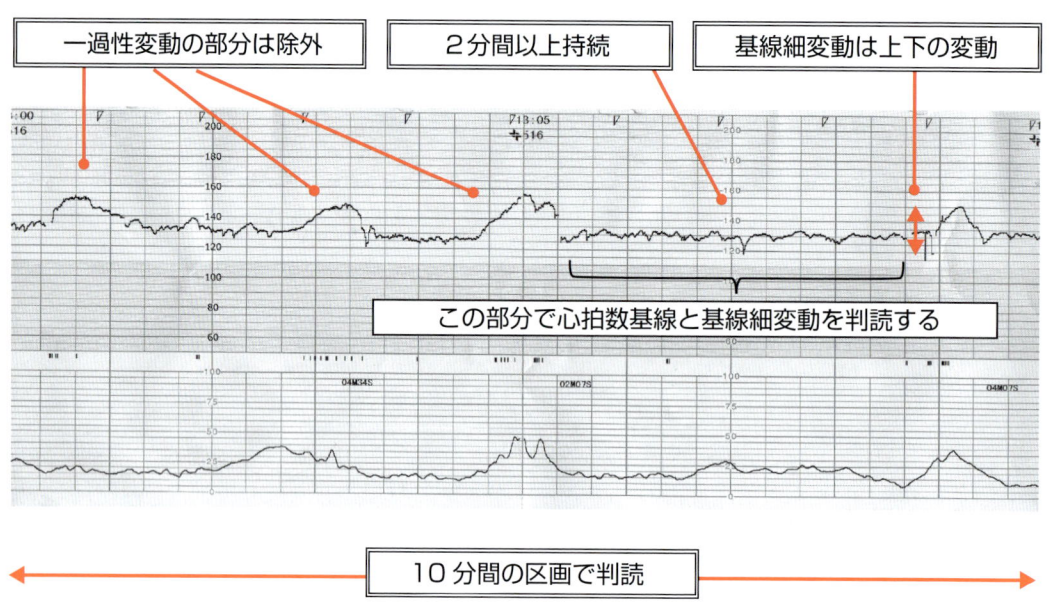

> **Point**
> ❶ 胎児心拍数基線は，10分間の区間の平均心拍数（5の倍数で表現）
> ❷ 基線は，一過性変動部分や基線細変動増加の部分は除外して判断する
> ❸ 2分間以上持続している部分で判断する
> ❹ 基線細変動は，胎児心拍数基線が判読可能な部分で判読する

- 基線は，10分間におけるおおよその平均心拍数である。注意する点は，一過性徐脈や頻脈など一過性変動の部分と基線細変動増加の部分は除外することである。また，基線と判読する場合，少なくとも2分間以上持続していることも条件に挙げられる。これらが満たされない場合は，その区画の基線は不確定とする[1]。
- 胎児心拍数は，5の倍数，120bpm（beat per minutes），125bpm，130bpmなどと表し，123bpm，131bpmなどとは表現しない。
- 胎児心拍数基線細変動は，胎児心拍数基線の細かい変動で，定義上，1分間に2サイクル以上の胎児心拍数の変動で，振幅，周波数とも規則性がないものを指す。当然のことながら，基線細変動は胎児心拍数基線が判読可能な部分で判読する[1]。
- この症例では胎児心拍数基線130bpmで，細変動は7～8bpmになる。

1. CTG の見方

心拍数基線と基線細変動の用語と定義

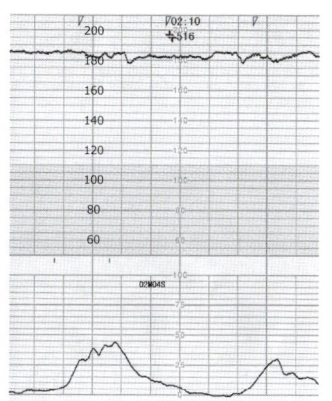
A：頻脈・細変動減少

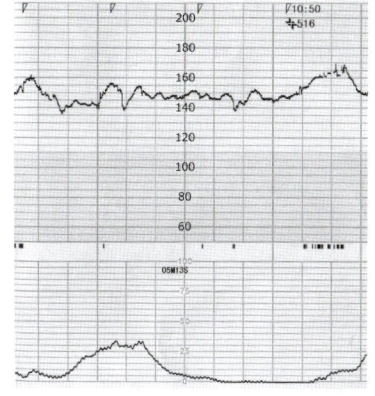
B：正常脈・細変動中等度

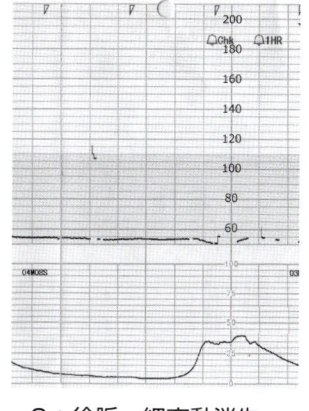
C：徐脈・細変動消失

> **Point**
>
> ❶**胎児心拍数基線**（FHR baseline）
>   頻脈（tachycardia）……160bpmを超える場合
>   正常脈（normocardia）……110〜160bpm
>   徐脈（bradycardia）……110bpm未満
>
> ❷**胎児心拍数基線細変動**（FHR baseline variability）
>   細変動消失……肉眼的に認められない
>   細変動減少……5bpm以下
>   細変動中等度……6〜25bpm
>   細変動増加……26bpm以上
>
> （産婦人科診療ガイドライン産科編2014）

- 図Aは頻脈（185bpm）と基線細変動減少（4〜5bpm），図Bは正常脈（145bpm）と基線細変動中等度（10bpm），図Cは徐脈（50bpm）で，基線細変動は消失している。
- 自律神経機能が保たれ，低酸素状態や急激な血圧変化がなければ，心拍数はおおよそ110〜160bpmを推移する。また，交感神経と副交感神経の協関作用の生理的なゆらぎにより，基線細変動の振幅は6〜25bpmの範囲を推移する。頻脈や徐脈，あるは基線細変動の減少・消失は何らかの異常が発生した明確で重要なサインとなる。

1. CTGの見方

心拍数基線細変動増加と減少の要因

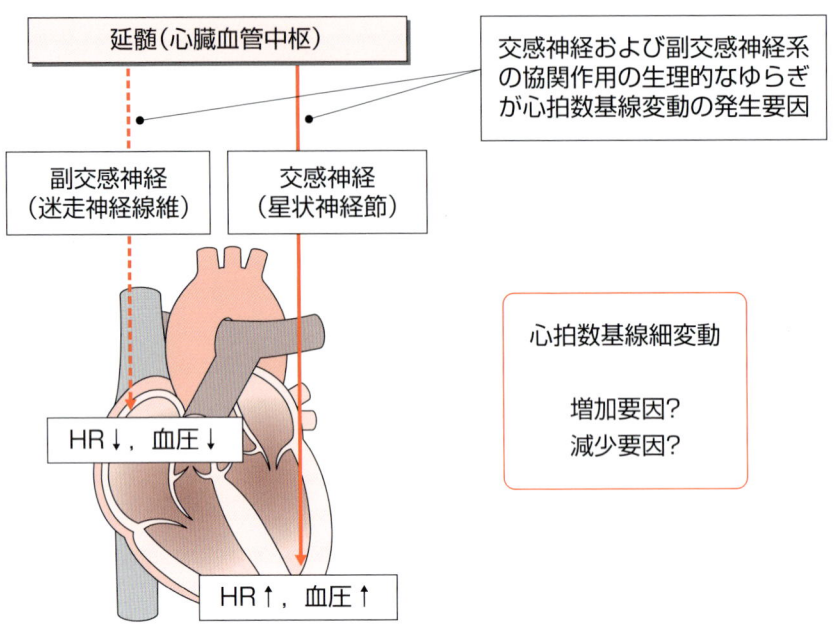

> **Point**
> ❶胎動，呼吸様運動，妊娠週数の進行が増加の要因になる
> ❷低酸素状態，胎児酸血症，心筋の機能抑制が減少の要因になる
> ❸胎児の睡眠中（non-REM state），頻脈も減少の要因になる
> ❹特殊な減少要因に母体への薬物投与がある

- 胎児が動き回る（？）と基線細変動は増加する。また，妊娠週数が進行すると基線細変動は増加する。20週台のCTGが判読しづらい理由の一つは，基線細変動が生理的に減少気味になることである。
- 基線細変動が減少する要因で最も注意しなければならないのは，低酸素状態によるものである。基線細変動が減少ないし消失している場合，胎児が酸血症（アシドーシス）に陥っている可能性がある。さらに徐脈が伴う場合は，心筋そのものが低酸素により心拍数を保てない，深刻な状況と判断しなければならない。
- また，頻脈でも程度により基線細変動が減少するため，低酸素によるものか否か，状況に応じ判断しなければならない。
- 基線細変動が減少する薬物には，鎮静・鎮痛薬，麻酔薬，自律神経遮断薬，心臓薬などが挙げられる。

1. CTGの見方

一過性頻脈（acceleration）

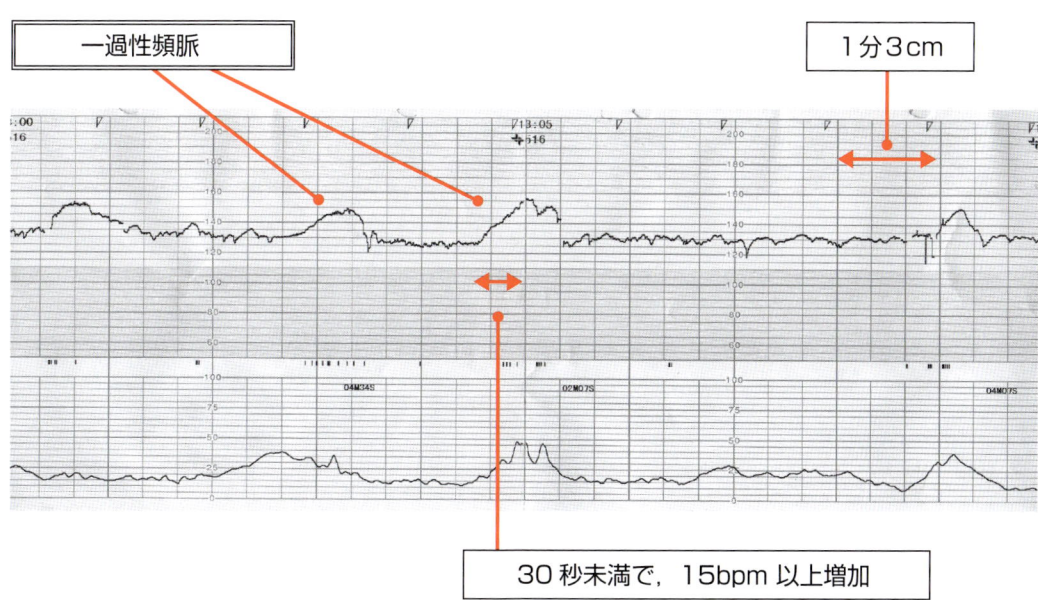

> **Point**
> ❶一過性頻脈は15秒以上2分未満の15bpm以上の心拍数増加
> ❷開始から30秒未満で，比較的急速に15bpm以上増加する

- 胎児が健常であれば，一定の割合で胎動が起こる。胎動は胎児にとって運動であり，われわれがジョギングするときと同様，心拍数が増加する。一過性頻脈はその心拍数の増加を反映したものである。
- 特徴は，開始からピークまでが30秒未満で，増加開始から頂点まで15bpm以上あることで，比較的急速に心拍が増加する。なお，32週未満では心拍の変動は少なく，心拍数増加が10bpm以上，持続が10秒以上のものと定義される[1]。
- 一方，一過性頻脈が確認されない場合，胎児は動いていないことになる。われわれが疲れたときに，腰掛けて動きを止めるのと同様，胎児がなんらかのストレスを受け，じっとこらえていることになる。

1. CTGの見方

子宮収縮曲線

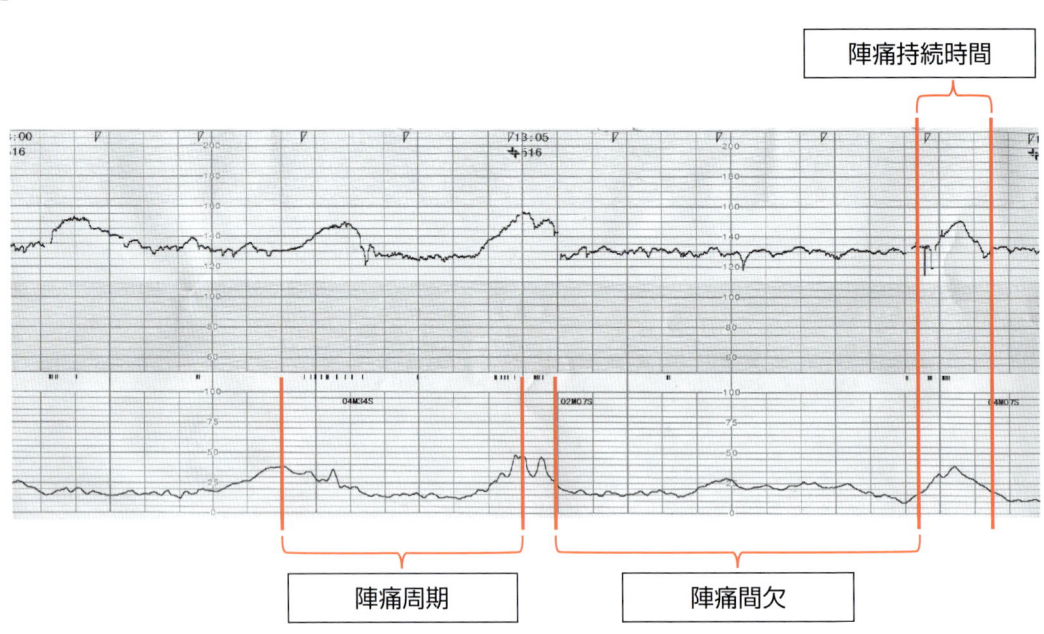

> **Point**
> ❶ 陣痛周期（子宮収縮）は2〜4分で，陣痛発来している
> ❷ 陣痛持続時間は30〜40秒
> ❸ 陣痛間欠は1分20秒〜3分30秒

- 陣痛は，陣痛周期，陣痛持続（発作）時間，陣痛間欠などを用い評価されている。陣痛強度に関しては，前述したように外測陣痛計は正確に子宮収縮の強さを表すものではないため，陣痛周期と陣痛持続時間をもって判断されることが多い。

陣痛周期[2]

子宮口	4〜6cm	7〜8cm	9〜10cm	分娩第2期
平均	3分	2分30秒	2分	2分
過強	1分30秒以内	1分以内	1分以内	1分以内
微弱	6分30秒以上	6分以上	4分以上	初産　4分以上 経産　3分30秒以上

陣痛持続時間[2]

子宮口	4〜8cm	9cm〜分娩第2期
平均	70秒	60秒
過強	2分以上	1分30秒以上
微弱	40秒以内	30秒以内

日本産科婦人科学会は，陣痛の強さは子宮内圧によって表現するとしているが，臨床的には陣痛周期と陣痛発作持続時間をもって表現することも認められる。

- 改めて，このCTGを見ていただきたい。正常脈，中等度の基線細変動，一過性頻脈，そして一過性徐脈は認めない。また，子宮収縮は2〜4分で，陣痛発来しているがまだ弱い。
- 安心して胎児が健常であると保証できるCTGである。

1. CTGの見方

頻回収縮

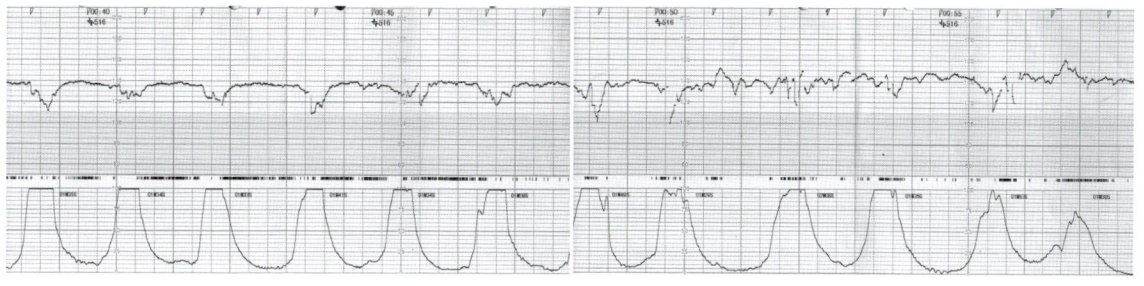

10分間に6回の子宮収縮がある（30分間の平均）

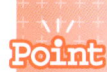

❶ わが国には過強陣痛に関する明確な定義はなく，しばしばNICHD（米国の厚生労働省母子保健課的なところ）のガイドラインが用いられる

❷ NICHDの定義では，30分間の平均で，10分間に5回より多い子宮収縮を頻回収縮と呼ぶ

❸ しかし，NICHDの定義にも，過剰収縮の定義はなく，頻回収縮であっても自然陣痛と誘発，一過性徐脈の有無で対応は異なるとされる[3]。

- 過強陣痛を客観的に評価することはきわめて難しい。科学的に定量可能で，再現性の高い指標は，現在のところ存在しない。前ページ（p.20）の日本の基準も，このNICHD（National Institute of Child Health and Human Development）の基準も本質を評価したものではない。
- NICHDの基準は日本医療機能評価機構産科医療保障制度の原因分析委員会でも，評価基準に採用されており，今後，わが国のスタンダードになっていくと推察される。是非，この機会に修得してほしい。

2. 胎児が健常である証拠

健常な胎児はよく動き，よく飲み，よく排尿する

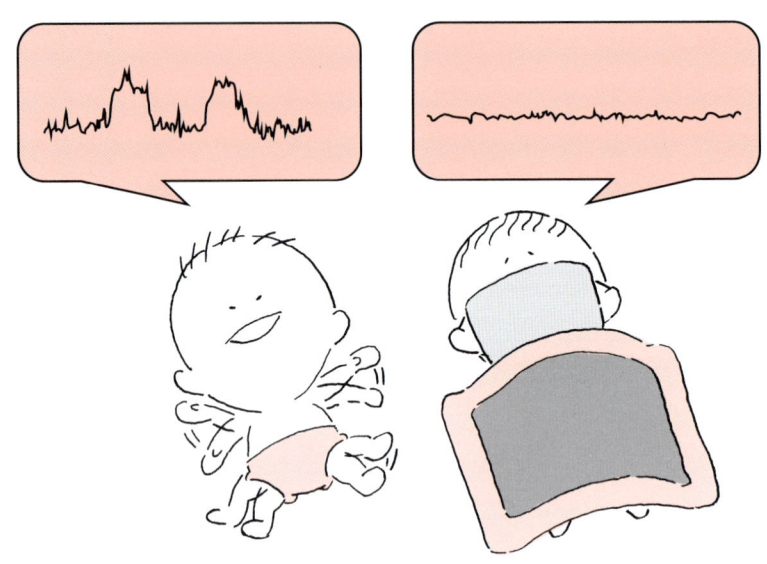

> **Point**
> ❶ 心拍数基線と基線細変動が正常であり，一過性頻脈があり，かつ一過性徐脈がないとき胎児は健常であると判断できる
> ❷ CTGは主に30週以降の胎児が対象となる

- 健常性の評価にはCTG，Biophysical Profile Score（BPS），胎児血流計測などが用いられるが，分娩中の評価は主にCTGによる。
- 健常な胎児であれば，自律神経系は良好に機能し，CTG上，心拍数は正常脈の範囲を推移し，基線細変動は中等度（6〜25bpm）に出現する。また，前述のように胎動も起こり，一過性頻脈として現れる。CTGはこれらの所見をもとに，胎児の健常性を保証している。32週未満にも評価基準はあるが，おおむね30週以降の胎児が対象となる。
- 健常な胎児はよく動き，よく飲み，よく排尿する。BPSは胎動に加え，これらの状態を観察し，胎児の健常性を評価する。

2. 胎児が健常である証拠

もう一つの評価基準：BPS（Biophysical Profile Score）

BPS

NST	reactive pattern（32週以降評価可能）
呼吸様運動	30分間に30秒以上続く運動が出現する。
胎動	30分間に躯幹・四肢の運動が3回以上ある。
筋緊張	30分間に四肢または手掌の動作が1回以上ある。
羊水量	2cm以上羊水ポケットがある。

＊基準を満たせば2点（それ以外は0），各2点で10点満点

BPSの判定基準

得点	診断	管理方針
10	正常	経過観察，1週間ごとに再検
8（羊水正常）	正常	経過観察，1週間ごとに再検
8（羊水過少）	慢性胎児機能不全	分娩，36週以下24時間以内に再検
6	胎児機能不全の疑い	36週以降分娩 36週以下24時間以内に再検 →8点未満は分娩
4	胎児機能不全	同日再検 →6点未満は分娩
0〜2	高度胎児機能不全	分娩

> **Point**
> ❶ 健常な胎児では胎動に加え，筋緊張を保ち，呼吸様運動や排尿活動をしている
> ❷ BPSはCTGと超音波検査を組み合わせ，これら胎児活動を観察し健常性を評価する
> ❸ BPSは24週以降に評価可能になるが，分娩中用いられることは少ない

- 健常な胎児は躯幹と四肢の動きに加え，胸郭を広げ羊水を飲み込む呼吸様の運動を行い，しっかり排尿もしている。羊水の大部分は胎児尿で，健常であれば胎児は規則的に排尿し，羊水量は正常に保たれる。しかし，胎児が循環不全に陥ると，腎血流量低下から尿量が減少し，羊水過少になる。
- これらを評価する方法としてBPSがある。BPSは胎動，筋の緊張，呼吸様運動，羊水量を超音波検査で確認し，CTG（NST）所見を加えた5項目（各2点，10点満点）で評価する。
- CTGが主に30週以降の胎児を対象としているのに対し，BPSは24週以降に（CTG所見を除いて）評価可能になるが分娩中用いられることは少ない。

3. 一過性徐脈の発生原因

一過性徐脈(deceleration)の種類

> 早発一過性徐脈(early deceleration)

> 遅発一過性徐脈(late deceleration)

> 変動一過性徐脈(variable deceleration)

> 遷延一過性徐脈(prolonged deceleration)

Point
❶一過性徐脈は，上記の4つのカテゴリーに分類される
❷この4つの一過性徐脈を区別し判読できることが本書の到達目標の一つであり，CTG判読に最も重要になる

- 第Ⅰ章を思い出してもらいたい。これらの心拍数変化は，酸素分圧変化に対する化学受容器の興奮（インパルス）と，血圧変化に対する圧受容器の興奮（インパルス）により発生している。
- 低酸素による遅発一過性徐脈，圧変化による早発一過性徐脈と変動一過性徐脈，低酸素と圧変化がともに原因となる遷延一過性徐脈である。

3. 一過性徐脈の発生原因

一過性徐脈の心拍数減少が急速か緩やかか？

> 　一過性徐脈の波形は，心拍数の減少が急速であるか，穏やかであるかにより，肉眼的に区別することを基本とする。
> 　その判断が困難な場合は，心拍数減少の開始から最小点に至るまでに要する時間を参考とし，両者の境界を30秒とする。

（産婦人科診療ガイドライン産科編2014より引用）

Point
❶一過性徐脈の波形は，心拍数減少が**「急速か緩やかか」**を肉眼的に区別する
❷区別に迷ったら**30秒を目安**に判断する

- 「肉眼的に区別する」とは，主観的に判読してよいということである。CTG判読の歴史的変遷を感じさせる一文である。再現性を向上させるため，2003年に導入された「30秒ルール」（後述 p.30）が，10年を経て更新された形になる。ただし，30秒ルールがなくなったわけではない。「急速か緩やかか」区別に迷ったら30秒を使うということである[1]。
- 一過性徐脈の心拍数減少をなぜ「急速か緩やかか」で判読するかを，理解する必要がある。この対応の理解はCTG判読の根幹をなし，きわめて重要である。

3. 一過性徐脈の発生原因

一過性徐脈の心拍数減少をなぜ「急速か緩やかか」で区別するのか？

```
一過性徐脈の心拍数減少をなぜ
「急速か緩やかか」で区別するか？

        急速か ＝ 圧変化か

        緩やかか ＝ 低酸素か
```

Point
❶ 一過性徐脈は，低酸素と圧変化（血圧変化）により発生する
❷ 圧変化への対応は急速で，低酸素への対応は緩やかになる
（「急速か緩やかか」は「圧変化か低酸素か」と言い換えることができる）

- 過強陣痛や遷延分娩，あるいは母体ショックや子癇発作などにより，胎盤への母体血量が減少するか，酸素分圧が減少すると胎児は低酸素状態に曝される。胎児血が低酸素になると化学受容器が感知して，自律神経系が働き，心拍数が変動する。
- 一方，臍帯圧迫は物理的に血流を阻害し，胎児の血管内圧を増加させる。急激に血圧が増加すると圧受容器が感知し，心臓血管中枢は副交感神経（迷走神経）を介し心拍数を減少させ，臓器傷害を防ごうとする。いわゆる迷走神経反射で，きわめて急速な心拍数減少になる。

さて，疑問をもたれた方はいないだろうか。低酸素による化学受容器の興奮は，交感神経を介し心拍数を増加させるはずである（第Ⅰ章 p.10 参照）。詳細は次項に記すが，さまざまな自律神経系の働きにより心拍数は減少する。そこが時間のかかる理由である。急速な圧変化に比較し，低酸素では緩やかな心拍数の減少となる。

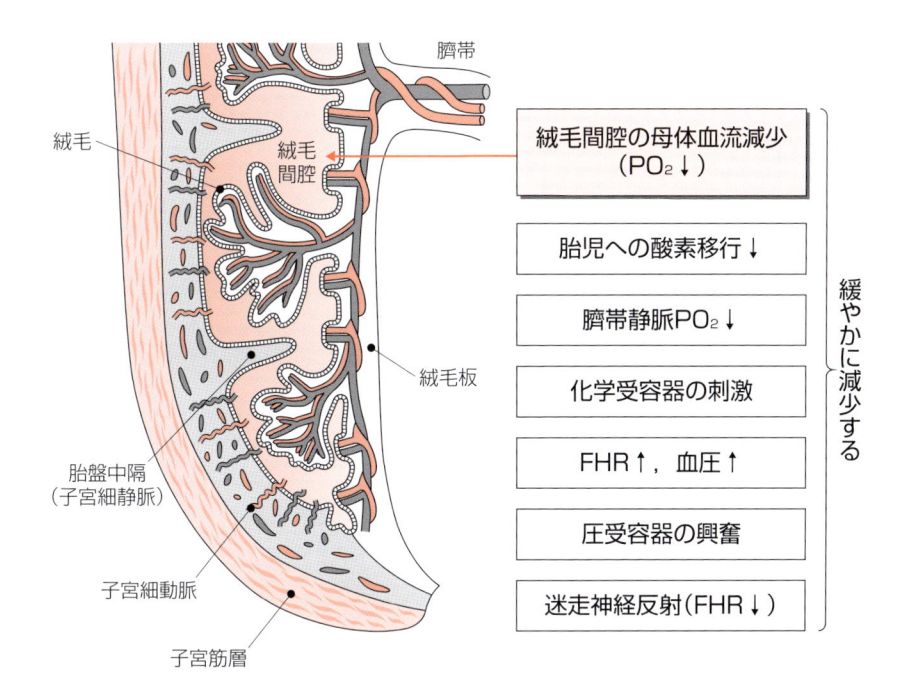

3. 一過性徐脈の発生原因

低酸素による心拍数減少は緩やか

図中ラベル：
- 臍帯
- 絨毛
- 絨毛間腔
- 絨毛板
- 胎盤中隔（子宮細静脈）
- 子宮細動脈
- 子宮筋層

フロー（緩やかに減少する）：
1. 絨毛間腔の母体血流減少（$PO_2↓$）
2. 胎児への酸素移行↓
3. 臍帯静脈$PO_2↓$
4. 化学受容器の刺激
5. FHR↑，血圧↑
6. 圧受容器の興奮
7. 迷走神経反射（FHR↓）

Point

❶ 絨毛間腔の母体血酸素分圧が低下し，児への酸素の移行が減少する
❷ 化学受容器が低酸素状態を感知し，心臓血管中枢にインパルスを送る
❸ 心臓血管中枢は交感神経刺激を介し，心拍数や血圧を増加させる
❹ この血圧増加が圧受容器を刺激し，副交感神経を介し心拍数を低下させる
❺ CTG上，心拍数減少は緩やかで，子宮収縮の最強点から遅れて心拍数の最下点が出現し，遅発一過性徐脈と呼ばれる

- 低酸素状態は胎盤の母体側に位置する絨毛間腔で始まる。絨毛間腔は母体血で満たされている。絨毛間腔の母体血流が減少するか低酸素状態になると，児への酸素の移行が減少する。この変化を化学受容器が感知し，少しでも多くの酸素を臓器に提供しようと心拍数（FHR）や血圧を増加させる。
- しかし，この血圧増加が圧受容器を刺激し，臓器を保護するため，副交感神経を介し心拍数が減少する（迷走神経反射）。
- 子宮収縮により絨毛間腔の母体血流が減少してから，迷走神経刺激に至るまでに手順が多く時間がかかり，緩やかに，そして，子宮収縮から遅れて心拍数が減少することになる。

遅発一過性徐脈：定義
「子宮収縮に伴って，心拍数が緩やかに減少し，緩やかに回復する波形で，一過性徐脈の最下点が子宮収縮の最強点より遅れているもの。」[1]

3. 一過性徐脈の発生原因

圧変化による心拍数減少は急速（臍帯圧迫）

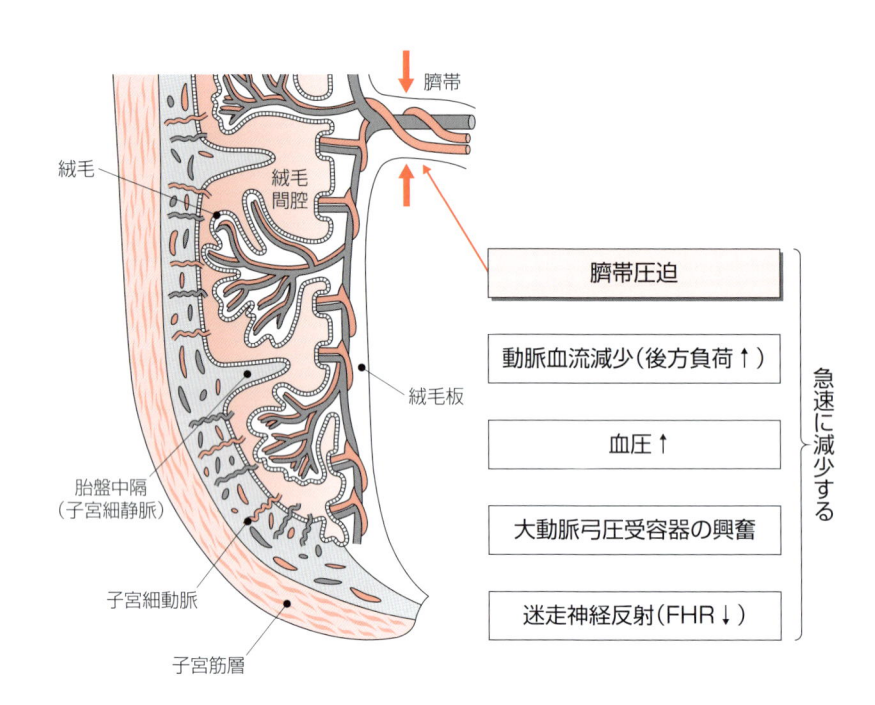

臍帯圧迫 → 動脈血流減少（後方負荷↑）→ 血圧↑ → 大動脈弓圧受容器の興奮 → 迷走神経反射（FHR↓）

（急速に減少する）

図中ラベル：臍帯、絨毛、絨毛間腔、絨毛板、胎盤中隔（子宮細静脈）、子宮細動脈、子宮筋層

Point

❶ 臍帯（動脈）圧迫により，心臓後方の血圧が急激に上昇する（後方負荷増加）
❷ この血圧増加を大動脈弓の圧受容器が感知し，心臓血管中枢にインパルスを送る
❸ 心臓血管中枢は副交感神経を介し速やかに心拍数を低下させる（迷走神経反射）
❹ CTG上，**心拍数減少は急速**で変動一過性徐脈と呼ばれる

- 臍帯圧迫は分娩進行中しばしば観察される。
- 臍帯動脈は胎児の心臓からわずかな距離にあり，その動脈の圧迫により心臓後方の大動脈内の血圧が急激に増加する（後方負荷）。大動脈弓の圧受容器がこれを感知し，副交感神経を介し心拍数を低下させる。この現象は，いわゆる迷走神経反射で，心臓や脳を圧変化から守ろうとする，きわめて急速な反応である。
- 子宮収縮に伴って発生するが，収縮がない場合でも臍帯圧迫が起こる可能性があり，波形を判読できる。

変動一過性徐脈：定義
「15bpm以上の心拍数減少が急速に起こり，開始から回復まで15秒以上2分未満の波形をいう。その心拍数減少は直前の心拍数より算出される。子宮収縮に伴って発生する場合は一定の形をとらず，下降度，持続時間は子宮収縮ごとに変動することが多い。」[1]

3. 一過性徐脈の発生原因

特殊な圧変化

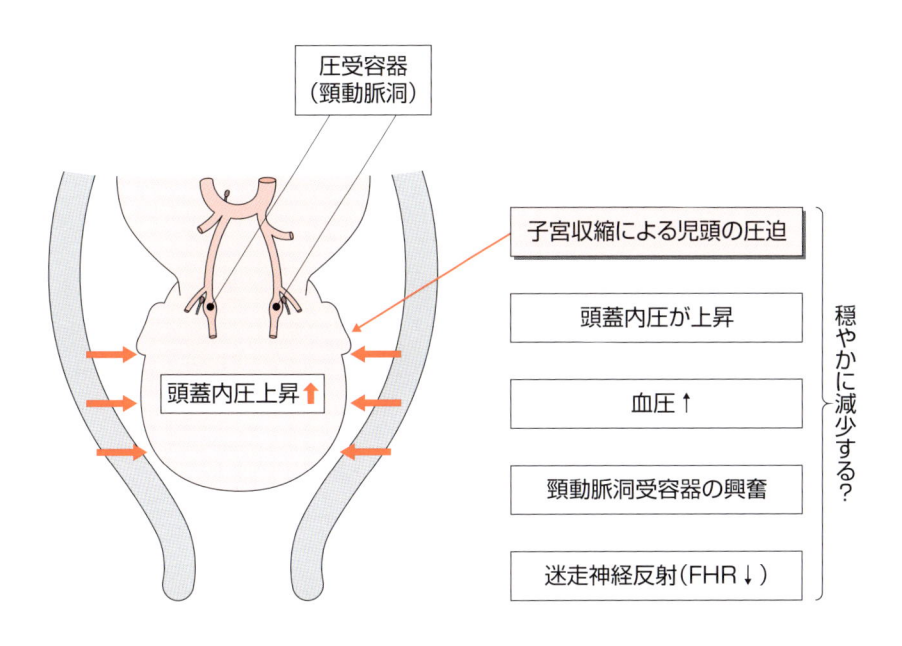

[図：圧受容器（頸動脈洞）、頭蓋内圧上昇]

- 子宮収縮による児頭の圧迫
- 頭蓋内圧が上昇
- 血圧↑
- 頸動脈洞受容器の興奮
- 迷走神経反射（FHR↓）

穏やかに減少する？

Point

❶ 子宮収縮により，児頭が圧迫されると頭蓋内圧が上昇する
❷ 頸動脈洞の受容器がこれを感知し，副交感神経を介し心拍数を低下させる
❸ CTG上，心拍数減少は比較的緩やかで，子宮収縮最強点と心拍数減少の最下点が一致し，早発一過性徐脈と呼ばれる

- 分娩進行中の児頭が圧迫される場合も，臍帯圧迫同様の圧変化が起こる。子宮収縮に一致し，頭蓋内圧が上昇する。しかし，血管が直接圧迫を受けるわけではなく，頭蓋内圧の変化はわずかなため，臍帯圧迫に比較し，さほど急速な心拍数減少にはならず，減少幅も少ない。
- CTG上，心拍数減少は「緩やか」と区別されるが，低酸素によるものではなく，圧変化による特殊な波形で，分娩進行に伴う生理的な変化と位置付けられている。

早発一過性徐脈：定義
「子宮収縮に伴って，心拍数が緩やかに減少し，緩やかに回復する波形で，一過性徐脈の最下点が子宮収縮の最強点と概ね一致しているものをいう。」[1]

圧変化と低酸素による心拍変化を判読することはきわめて重要で，これら原理をよく習熟し，実際のCTGを見ていただきたい。

3. 一過性徐脈の発生原因

30秒ルール（2003年）

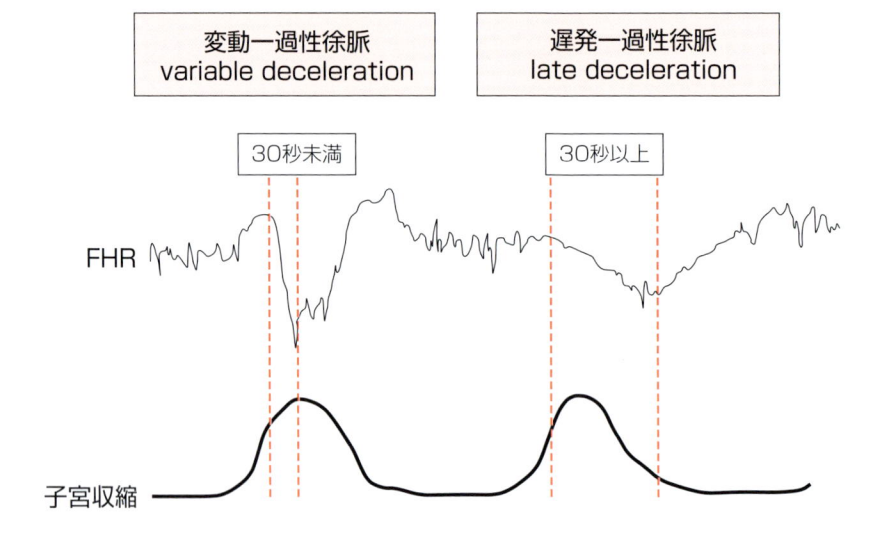

変動一過性徐脈
variable deceleration

遅発一過性徐脈
late deceleration

30秒未満

30秒以上

FHR

子宮収縮

Point
❶ 心拍数減少に要する時間を30秒で区切る
❷ 30秒未満は急速と判断し，変動一過性徐脈とする
❸ 30秒以上は，子宮収縮との関係をもとに，遅発一過性徐脈か早発一過性徐脈かを判断する

- 3つの一過性徐脈の原因を理解したところで，かつての「30秒ルール」を振り返っていただきたい。上記のうち最も判読に苦慮するのは，遅発一過性徐脈と変動一過性徐脈の区分である。「30秒ルール」は，この両者の区分を明確にするため導入された。
- 心拍数減少に要する時間を30秒で区切ろうとしたものが，2003年日本産科婦人科学会周産期委員会が提唱した，いわゆる「30秒ルール」である。検査者間と検査者内の再現性（p.80参照）を向上しようとした試みではあるが，30秒に科学的根拠はなく，2013年，同委員会で前述の定義（p.25参照）に改定された。
- しかし，判断に悩むCTGを見たとき，「30秒ルール」は意外に便利である。自信が持てないときに，使ってみてはどうだろう。

4. 一過性徐脈を読む

判読してください

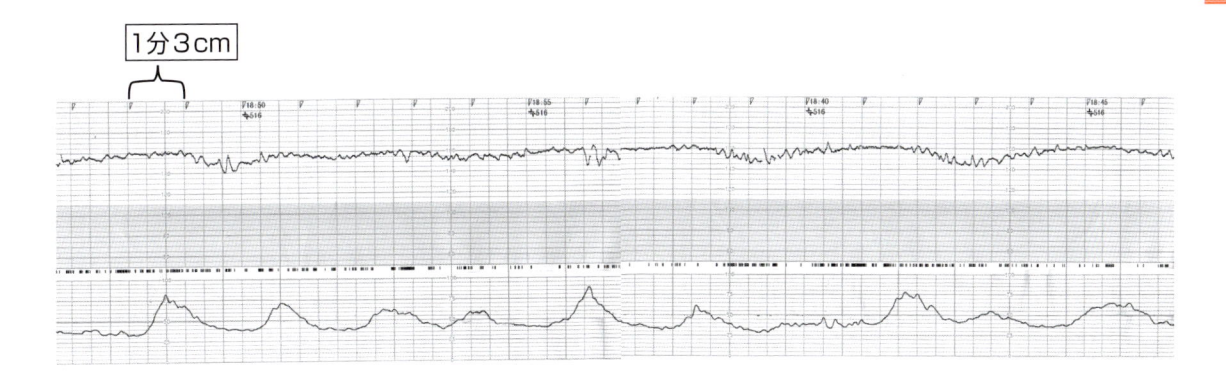

1分3cm

Point

❶ 38歳初産婦。妊娠37週，不規則な腹痛を訴え来院した際のCTGである
❷ 波形が判読できれば，基礎編卒業!?（レベルⅠ認証）
❸ 原因がわかれば，本書は不要!?（レベルⅢ認証修了）

- CTGを読む際，大切なことがある。妊婦の背景と分娩の進行現状である。このCTGはノーヒントで判読していただきたい。
- 胎児心拍数基線，胎児心拍数基線細変動，一過性頻脈の有無，一過性徐脈の有無，子宮収縮の状態は？

4. 一過性徐脈を読む

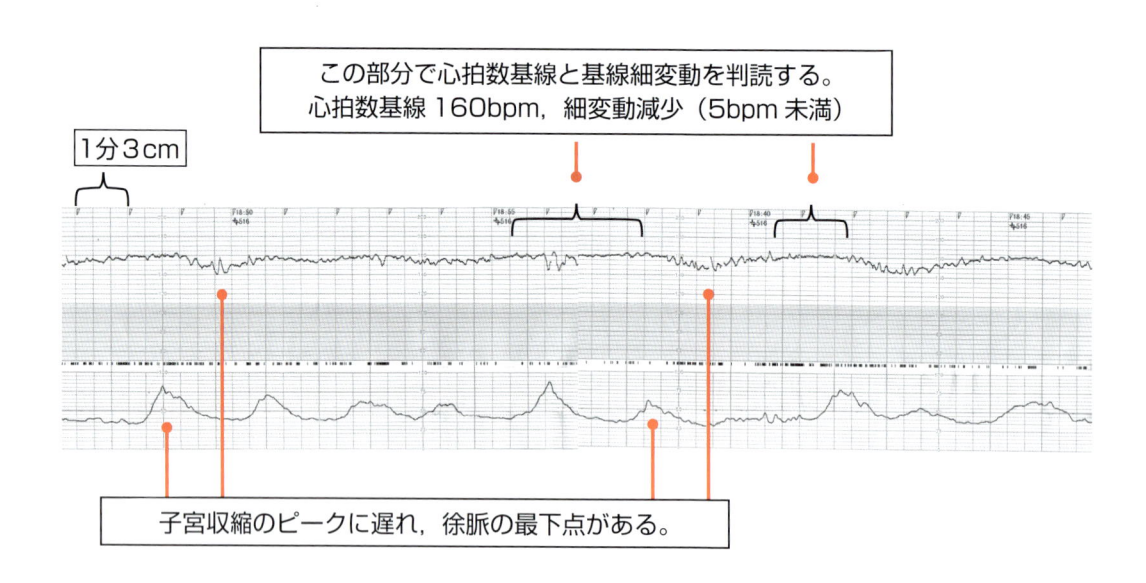

典型的な遅発一過性徐脈

この部分で心拍数基線と基線細変動を判読する。
心拍数基線 160bpm，細変動減少（5bpm 未満）

1分3cm

子宮収縮のピークに遅れ，徐脈の最下点がある。

> **Point**
> ❶ 心拍数基線 160bpm，基線細変動は 5bpm 未満で減少
> ❷ 一過性頻脈はなく，一過性徐脈が出現
> ❸ 心拍数減少は緩やかで，子宮収縮の最強点から遅れて心拍数の最下点が出現する
> ❹ 波形は典型的な遅発一過性徐脈

- 心拍数基線は正常脈と頻脈の境にある。基線細変動は 2 分間以上持続する心拍数基線がなく，判定が微妙だが一過性徐脈の部分を除けば減少気味である。一過性徐脈は 30 秒以上の緩やかな経過を辿り，子宮収縮の最強点から遅れて，心拍数の最下点があり，典型的な遅発一過性徐脈である。
- 原因はもちろん低酸素であるが，なぜ低酸素に至ったか想像できるであろうか。

　子宮収縮波形を観察していただきたい。さざ波様とはいえないが，頻回に小刻みな収縮を呈している。主訴である不規則な腹痛と考え合わせると，常位胎盤早期剥離が想起される。実際，この症例は緊急帝王切開になり，胎盤剥離面 3 分の 1 に凝血塊が確認された。

　ここまでたどり着いていた読者には，もう本書は不要かもしれない。そうではなかった読者は引き続き，本書をお楽しみください。

常位胎盤早期剥離の症状は，軽微な腹緊から激痛を伴うものまでさまざま。CTG 異常が唯一の手がかりになることもある。

4. 一過性徐脈を読む

遅発一過性徐脈の4つの特徴

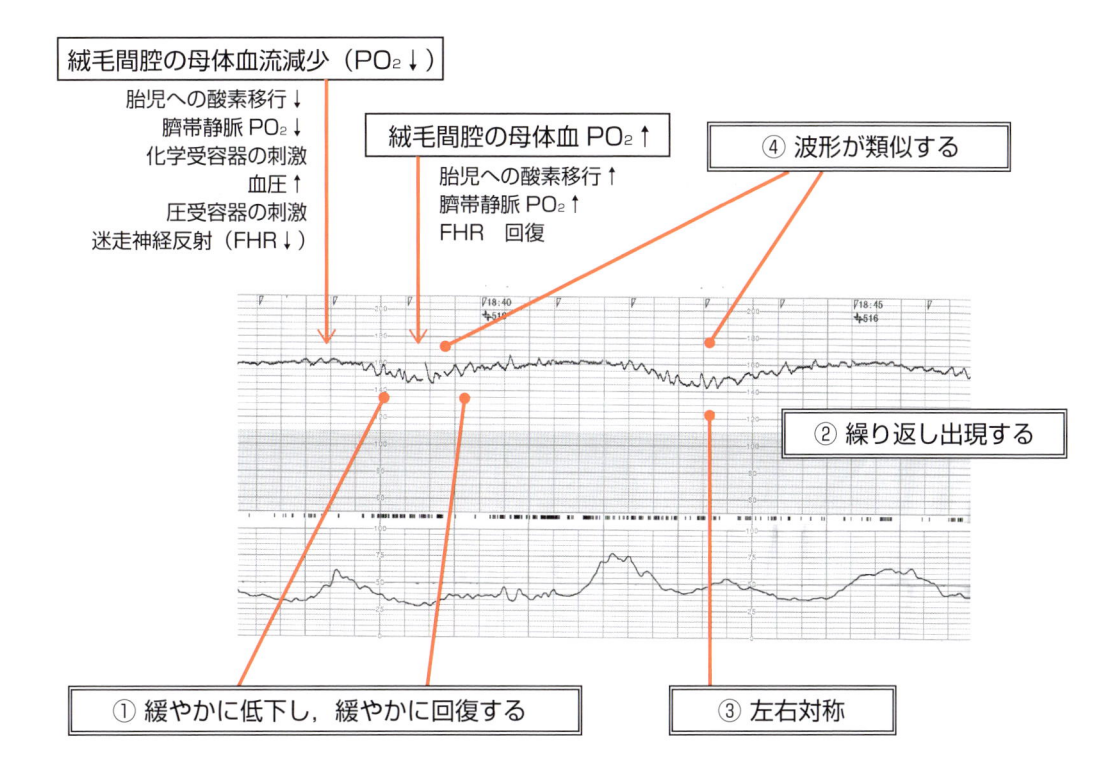

図中ラベル：
- 絨毛間腔の母体血流減少（PO₂↓）
  - 胎児への酸素移行↓
  - 臍帯静脈 PO₂↓
  - 化学受容器の刺激
  - 血圧↑
  - 圧受容器の刺激
  - 迷走神経反射（FHR↓）
- 絨毛間腔の母体血 PO₂↑
  - 胎児への酸素移行↑
  - 臍帯静脈 PO₂↑
  - FHR　回復
- ④ 波形が類似する
- ② 繰り返し出現する
- ① 緩やかに低下し，緩やかに回復する
- ③ 左右対称

> **Point**
> ❶緩やかに低下し，緩やかに回復する
> ❷繰り返し出現する
> ❸左右対称
> ❹波形が類似する（uniform）

● 遅発一過性徐脈は子宮内の低酸素状態や胎児酸血症（アシドーシス）に関連し，直接，胎児機能不全の診断につながる。判読の精度を高めるため，4つの特徴を理解しておくことを強く勧めたい。

①**緩やかに低下し，緩やかに回復する**：母体血の絨毛間腔への流入の減少から始まる一連の反応が緩やかであることは繰り返し説明した。この心拍数低下は子宮収縮の消退により回復するが，その過程もまた時間がかかる。子宮収縮の消退により，絨毛間腔への母体血の流入が回復し，児への酸素移行が増加する。その血液が，化学受容器まで運ばれ，心拍数は回復することになる。したがって，心拍の回復はその低下と同様，緩やかになる。

②**繰り返し出現する**：通常，子宮収縮は一定の強さで，繰り返し起こる。仮に過強陣痛により，絨毛間腔の母体血流入が減少し，遅発一過性徐脈が出

4. 一過性徐脈を読む

遅発一過性徐脈の４つの特徴（つづき）

現したとすると，同様の収縮が繰り返すたびに，胎児は同様の対応を示す。過強な収縮がランダムに発生することはまれで，一過性徐脈は収縮ごとに繰り返し起こることになる（次ページ p.35 参照）。一過性徐脈が単発か，繰り返すかは胎児の予後にきわめて重要で，繰り返す場合は深刻な酸血症（アシドーシス）に陥るリスクがある。

③ **左右対称の波形になる**：緩やかに低下し，緩やかに回復する心拍数波形は，左右対称になることが多い。

④ **波形が類似する（uniform）**：子宮収縮の強さが一定であれば，母体血流入減少の程度は収縮ごとにほぼ一定のものになる。一定に血流量が減少すれば，胎児の対応も一定のものになり，繰り返す遅発一過性徐脈の形態は類似する（uniform）。

> 以上の点に留意し，単に一つの波形をみるのではなく，その前後に何があるか，どのような経緯を経てその波形が出現しているのか慎重に見極め，判読していただきたい。ただし，厳密に左右対称で，uniform になるわけではない。だいたいでよいのである。

4. 一過性徐脈を読む

連続的か断続的か

一過性徐脈が繰り返し出現するか断続的か？

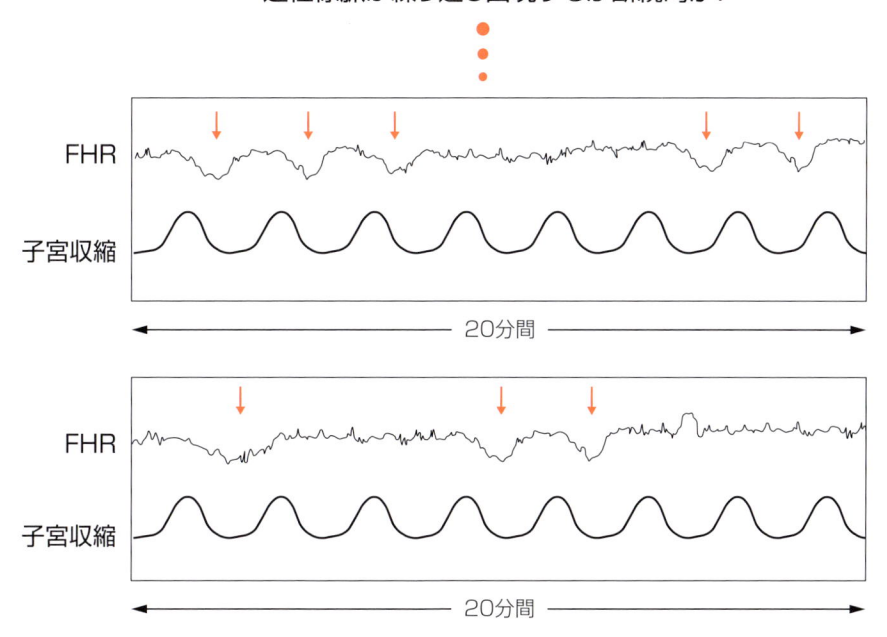

FHR
子宮収縮
←―― 20分間 ――→

FHR
子宮収縮
←―― 20分間 ――→

Point

❶一過性徐脈が繰り返すか断続的か，わが国には定義がない
❷この判読には，しばしばNICHD（厚生労働省母子保健課的なところ）のガイドラインが用いられる[3]
❸任意の20分間に，子宮収縮の50％以上で一過性徐脈が出現する場合は連続的（繰り返す）とし，50％未満は断続的とする

- 一過性徐脈が繰り返すかどうかを，判読することはきわめて重要である。特に低酸素による遅発一過性徐脈では，直接，児の予後に影響する。ただし，わが国には繰り返しに関する明文化された定義がない。
- 一般に用いられるのは，米国 NICHD（日本の厚生労働省母子保健課にあたる）のガイドラインの定義である[3]。このガイドラインに基づき判読すると，上図は20分間に8回ないしは7回の子宮収縮に5回の遅発一過性徐脈が出現し，50％以上を占め，繰り返し出現している。一方，下図の遅発一過性徐脈は3回で，断続的と判読される。
- 実際，繰り返す遅発一過性徐脈では，早急な対応が求められるが，単発のものでは経過観察が可能になる。

4. 一過性徐脈を読む

軽度か高度か

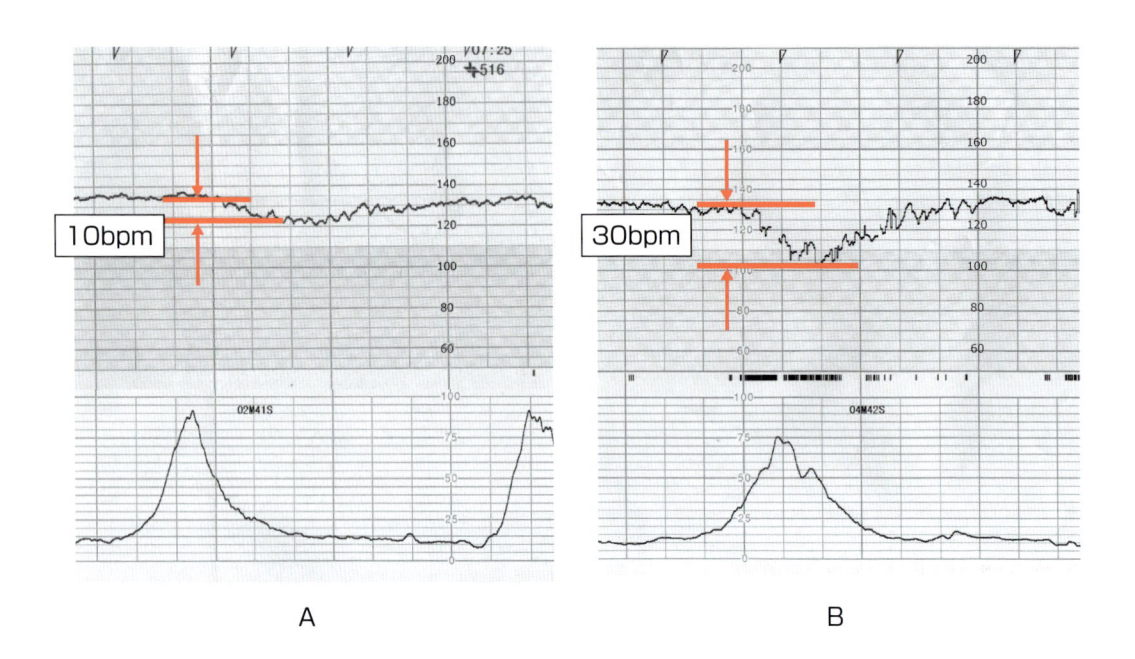

A

B

> **Point**
> ❶一過性徐脈は高度と軽度に分類される
> ❷遅発一過性徐脈では，基線から最下点までの心拍数低下が15bpm以上を高度と呼ぶ

- A，B図とも，遅発一過性頻脈であることは難なく判読できたと思う。
- A図の心拍数基線はおよそ130bpmで一過性徐脈の最下点120bpmまで，約10bpmの低下で軽度遅発一過性徐脈，B図は心拍数基線130bpmで最下点100bpmまで，約30bpmの低下で高度遅発一過性徐脈となる。
- 必ずしも高度のほうが軽度より状態が悪いというわけではないが，遅発一過性徐脈と判読した場合，引き続き軽度か高度かを判読しておく。

4. 一過性徐脈を読む

判読してください

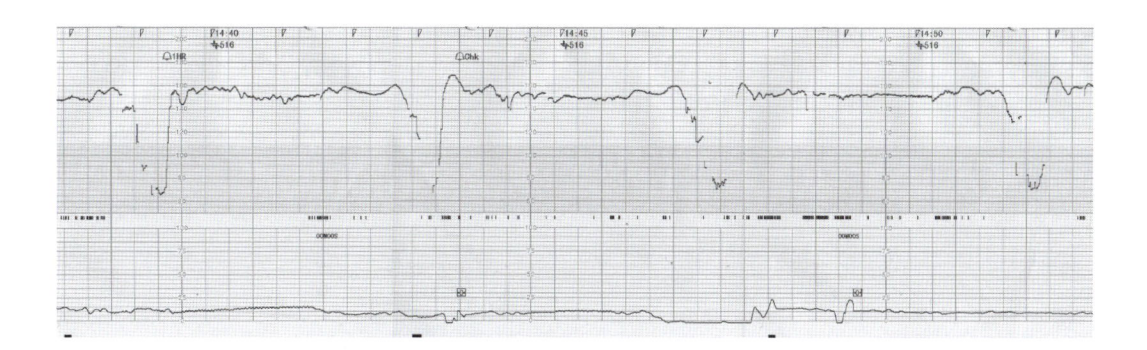

Ⅱ CTGを判読する（基礎編）

Point
❶ 27歳1回経産婦。妊娠38週，産徴と前駆陣痛で来院した
❷ 来院時のCTGである

● 胎児心拍数基線，胎児心拍数基線細変動，一過性頻脈の有無，一過性徐脈の有無，子宮収縮の状態は？
● 一過性徐脈は，低酸素か圧変化か？

4. 一過性徐脈を読む

典型的な変動一過性徐脈

この部分で心拍数基線と基線細変動を判読する。
心拍数基線 150bpm，細変動中等度（10bpm 未満）

急速な心拍数低下（30 秒未満）

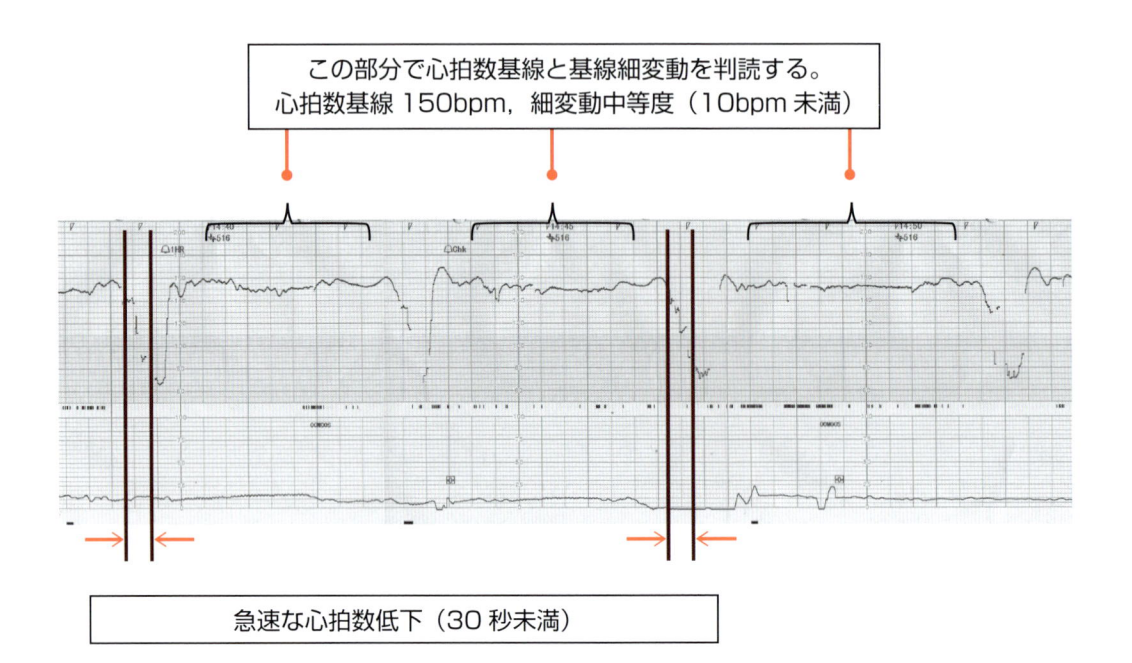

Point
❶ 心拍数基線 150bpm で正常脈，基線細変動は約 10bpm で中等度
❷ 一過性頻脈はなく，一過性徐脈が出現
❸ 急速な心拍数低下で典型的な変動一過性徐脈

- 一目瞭然。前項までの低酸素変化とまったく違う。
- 心拍数基線は正常脈で，基線細変動も中等度である。一過性頻脈はなく，一過性徐脈が出現している。心拍数は 30 秒未満の経過で急速に減少し，典型的な変動一過性徐脈である。
- 原因はもちろん臍帯圧迫による圧変化である。この後，変動一過性徐脈は消失し，4 時間後自然経腟分娩を迎える。

4. 一過性徐脈を読む

変動一過性徐脈の３つの特徴

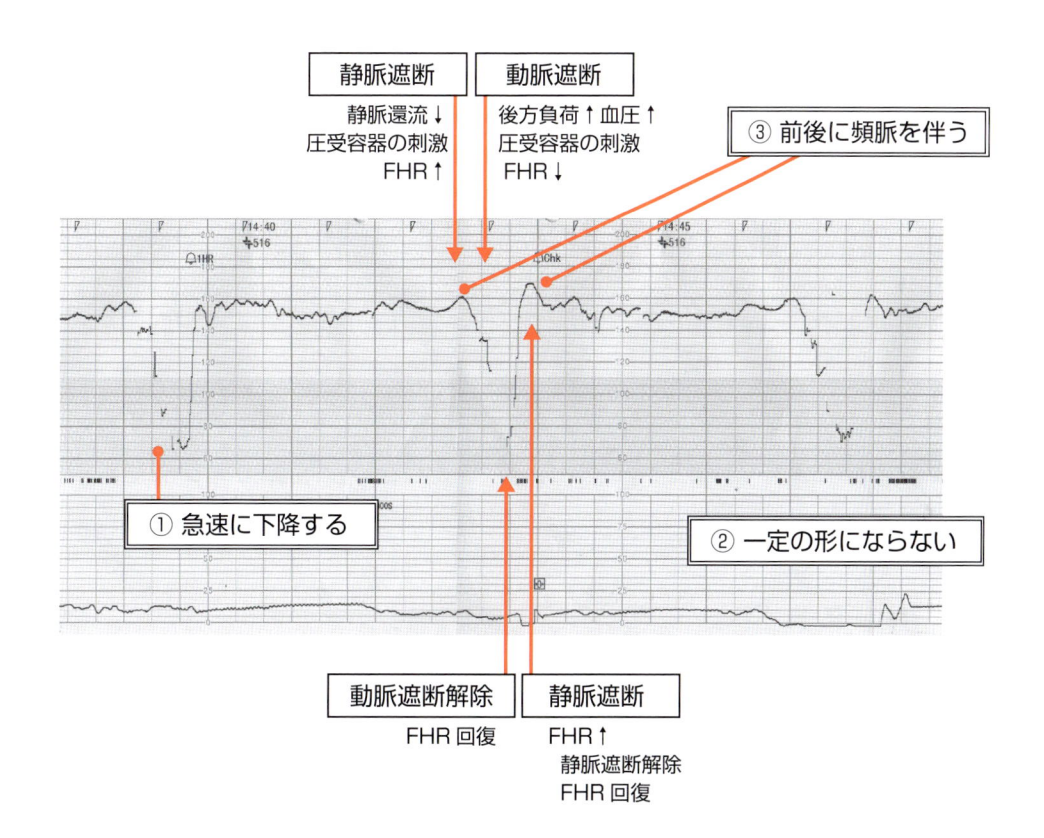

静脈遮断
静脈還流↓
圧受容器の刺激
FHR↑

動脈遮断
後方負荷↑血圧↑
圧受容器の刺激
FHR↓

③ 前後に頻脈を伴う

① 急速に下降する

② 一定の形にならない

動脈遮断解除
FHR 回復

静脈遮断
FHR↑
静脈遮断解除
FHR 回復

> **Point**
> ❶ 心拍数が急速に低下する
> ❷ 一定の形（uniform）にならない
> ❸ 前後に頻脈を伴うことがある

- 変動一過性徐脈は圧変化によるもので，子宮内の低酸素状態や胎児アシドーシス（酸血症）を示す所見ではないが，繰り返す場合や圧迫の程度が強い場合，低酸素状態が引き起こされることもあるので注意しなければならない。３つの特徴に留意し，判読を行う。

①**急速に低下する**：上図に示すように，心拍数の低下は急速である。圧変化で速やかに迷走神経反射が出現するためである。われわれが急に立ち上がったときに起こる，立ちくらみ（起立性低血圧＝迷走神経反射）を想像していただきたい。また，臍帯圧迫の解除により心拍数の回復も急速になる。

②**一定の形（uniform）にならない**：陣痛発作に伴う場合，臍帯圧迫の箇所や程度は異なることが多く波形が uniform にならない。きつい臍帯巻絡や卵膜付着などがある場合，陣痛により一定の圧を受ける可能性がある。しかし，フリーループが体幹や四肢などで圧迫を受ける場合，多くは一過性で，児の回旋や下降により，圧迫の箇所や程度が異なり波形は uniform

4. 一過性徐脈を読む

変動一過性徐脈の3つの特徴（つづき）

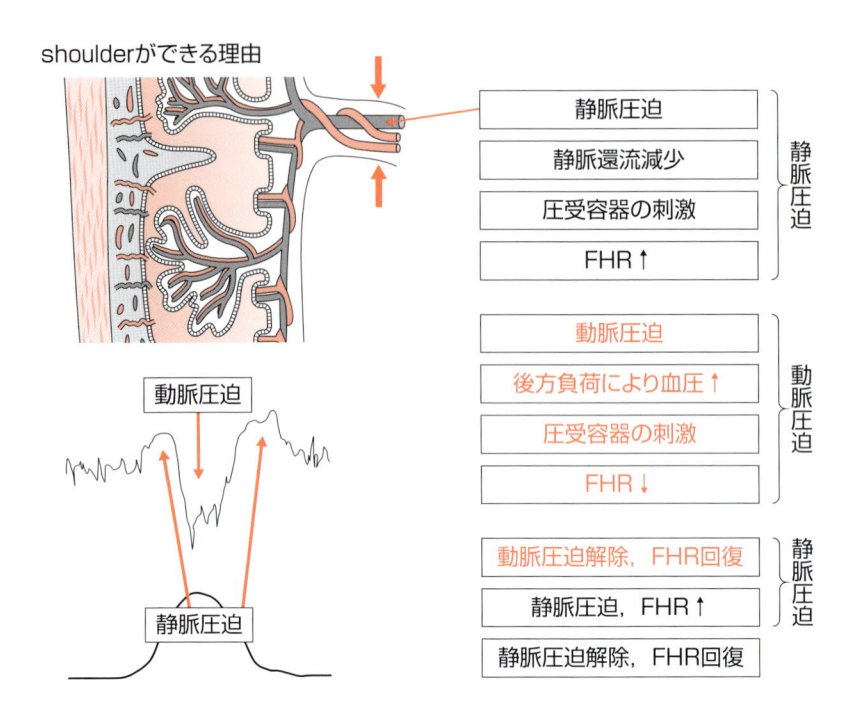

shoulderができる理由

静脈圧迫 ┐
静脈還流減少 │ 静脈圧迫
圧受容器の刺激 │
FHR↑ ┘

動脈圧迫 ┐
後方負荷により血圧↑ │ 動脈圧迫
圧受容器の刺激 │
FHR↓ ┘

動脈圧迫解除，FHR回復 ┐
静脈圧迫，FHR↑ │ 静脈圧迫
静脈圧迫解除，FHR回復 ┘

動脈圧迫

静脈圧迫

にならない。
③**前後に頻脈を伴うことがある（上図）**：一過性徐脈の前後，あるいはどちらか一方に頻脈を伴うことがある。両側の場合は徐脈に肩があるようで，その名のとおりshoulderと呼ばれる。子宮収縮などによる臍帯圧迫が急速ではなく，比較的緩徐な場合は動脈より血管壁の薄い静脈が先行して圧迫される。この場合，動脈遮断が起こる前に静脈血流のみ障害される時相がある。静脈還流量の減少は圧受容器を刺激し，心拍数を増加させる。また，臍帯圧迫の解除が比較的緩徐な場合，動脈遮断解除後に静脈のみ圧迫が残る時相がある。この間も同様に心拍数は増加することになる（上図；shoulderができる理由）。

立ちくらみのような急速な心拍低下に，肩パットがあり，毎回徐脈の形や程度（深さ）が異なれば，これすなわち，変動一過性徐脈である。

●前項を参照。

4. 一過性徐脈を読む

軽度か高度か（変動一過性徐脈）

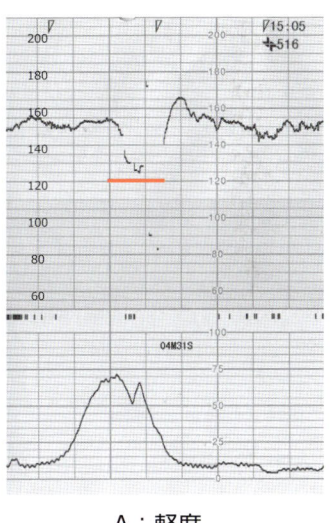

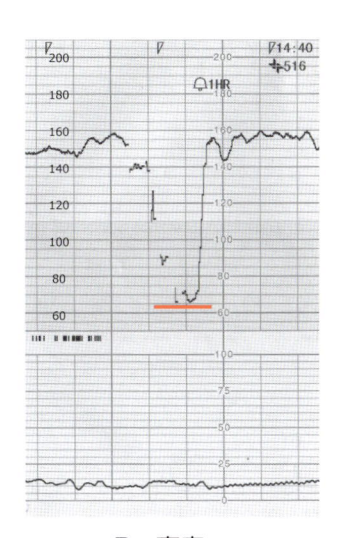

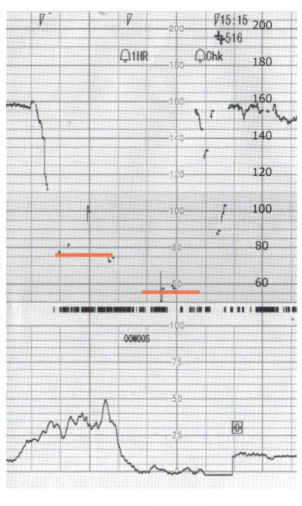

A：軽度　　　　　　　　　　B：高度　　　　　　　　　　C：高度

> **Point**
> ❶ 変動一過性徐脈は，軽度か高度に分類される
> ❷ 以下の２つの場合，**高度変動一過性徐脈**とされる
> 　・最下点が70bpm未満で持続時間が30秒以上
> 　・最下点が70bpm以上80bpm未満で持続時間が60秒以上
> ❸ 最初のボトムを最下点とし時間を計測する

- 変動一過性徐脈は，FHR低下の程度と持続時間で軽度または高度に分類される（高度に該当しないものは軽度とする）。

図A：120～125bpm程度までの心拍数低下と30秒程度の持続で，軽度と判読できる。

図B：65bpm程度まで心拍数が低下し，40秒程度持続しているので，高度と判読できる。

図C：は75bpm程度の心拍数低下（最初のボトム）だが，110秒程度の持続時間があり，高度と判読できる。

なお，図Cでは徐脈の後半60bpmを下回る部分があるが，「最初のボトムを最下点として」判読するため，心拍数減少の持続時間が60秒以上あることから高度変動一過性徐脈と判読できる。

4. 一過性徐脈を読む

判読してください

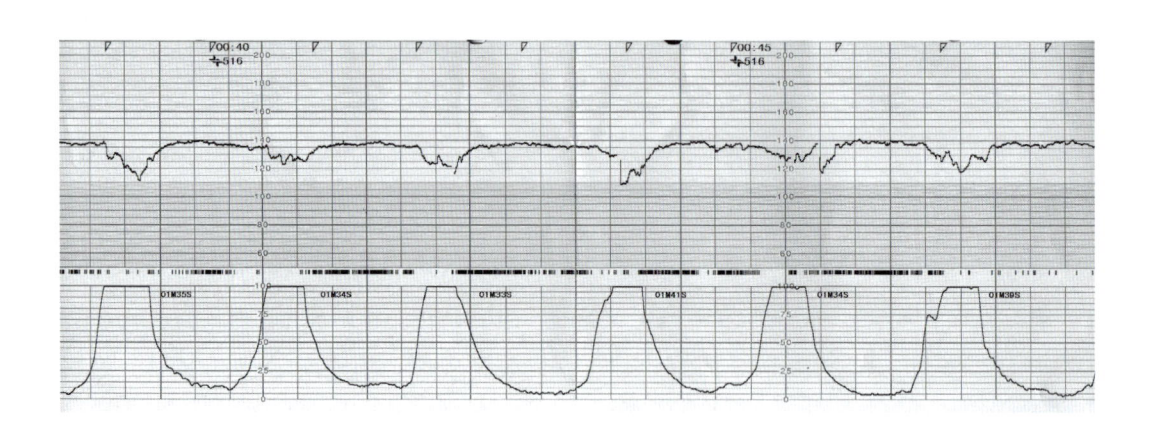

> **Point**
> ❶31歳初産婦。妊娠41週，陣痛発来後10時間を経過した分娩第2期のCTGである
> ❷頻回な子宮収縮が観察されている

- 子宮収縮に伴い心拍数が減少している。一過性徐脈は，低酸素か圧変化か？　子宮収縮との関係は？

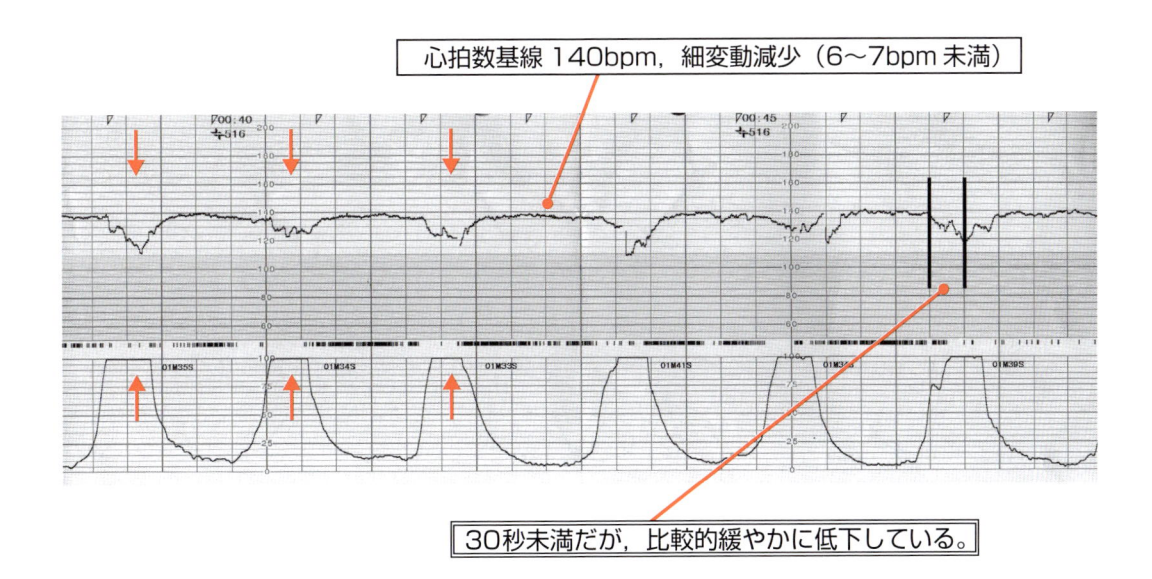

4. 一過性徐脈を読む

典型的な早発一過性徐脈

心拍数基線 140bpm，細変動減少（6～7bpm 未満）

30秒未満だが，比較的緩やかに低下している。

> **Point**
> ❶ 心拍数基線 140bpm で正常脈，基線細変動は 6 ～ 7bpm で中等度
> ❷ 一過性頻脈はなく，一過性徐脈が出現している
> ❸ 比較的緩やかに 30 秒未満の経過で心拍数が減少している
> ❹ 子宮収縮最強点と心拍数減少の最下点が一致し，波形は典型的な早発一過性徐脈である

- 一過性徐脈は，30 秒未満の経過で低下している。30 秒ルールでは変動一過性徐脈に区分されるが，心拍減少は，比較的緩やかで，最下点は子宮収縮最強点に一致し早発一過性徐脈と判読できる。
- 早発一過性徐脈では，子宮収縮（陣痛持続時間）が短時間の場合，心拍数減少が 30 秒以上の経過をとることはない。したがって，肉眼的（主観的）に「緩やか」であることを判読しなければならない。「30 秒ルール」のウィークポイントの一つである。

4. 一過性徐脈を読む

判読してください

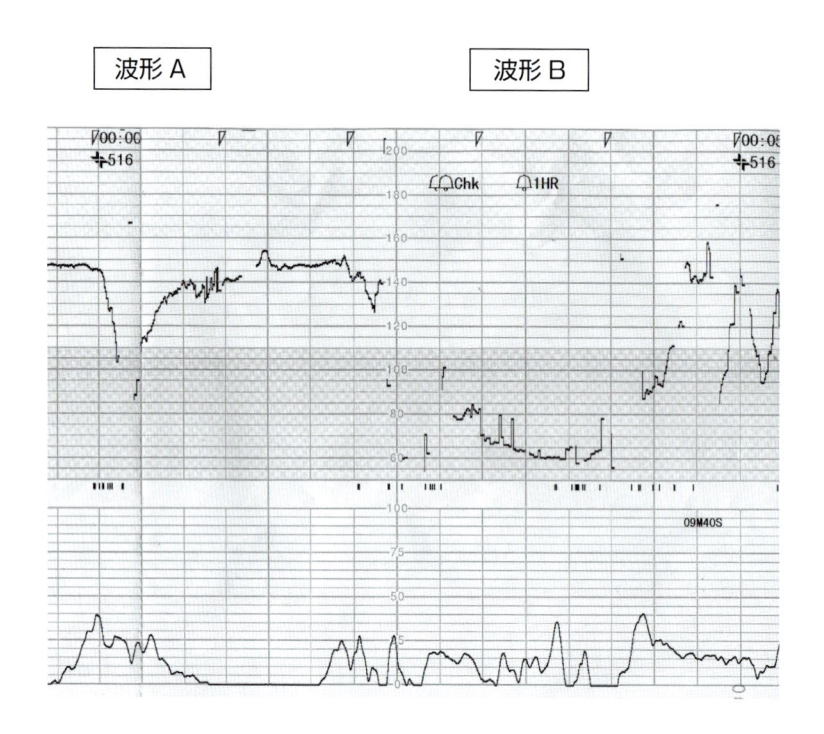

波形 A　　　波形 B

> **Point**
> ❶ 33歳初産婦。妊娠38週，分娩第1期，子宮口9cm開大時のCTGである
> ❷ すでに破水している
> ❸ 波形Aが繰り返し出現していたが，波形Bが出現した
> ❹ 波形Bを判読してください

- 波形Aは子宮収縮最強点と心拍数減少の最下点が一致し，早発一過性徐脈の場所に出現しているが，心拍数の低下は急速で，変動一過性徐脈と判読できる。
- 子宮収縮の記録が悪く，判読しづらいが，引き続き出現した波形Bはどう読めばよいのか？

4. 一過性徐脈を読む

変動一過性徐脈に引き続く遷延一過性徐脈

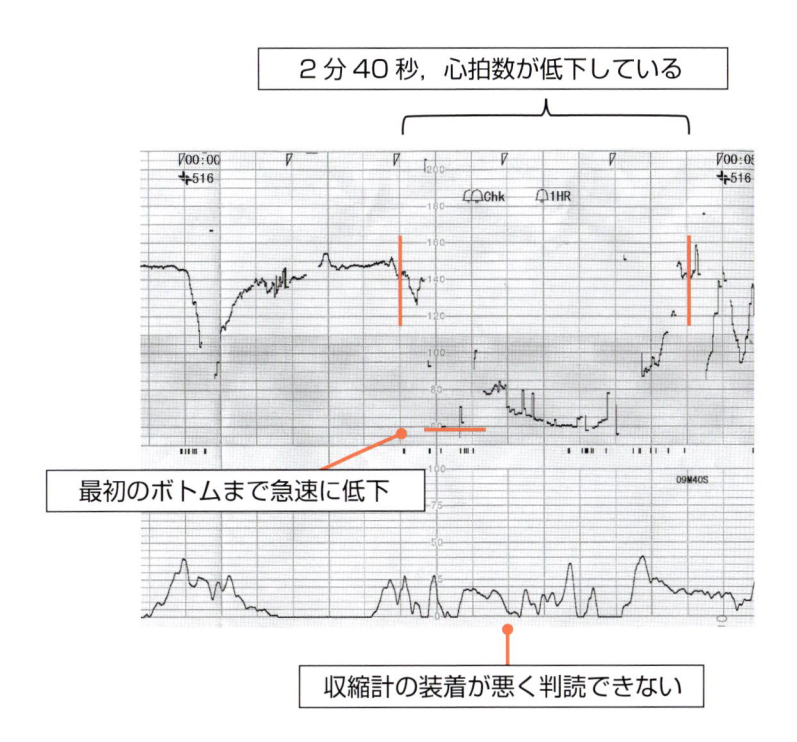

2分40秒，心拍数が低下している

最初のボトムまで急速に低下

収縮計の装着が悪く判読できない

> **Point**
> ❶ 心拍数基線150bpmで正常脈，基線細変動は10bpmで中等度
> ❷ 急速に30秒未満の経過で，心拍数が60bpmまで減少している
> ❸ 心拍数低下が2分を超え10分未満のため，遷延一過性徐脈と判読できる

- 子宮収縮との関係によらず，心拍数減少が2分以上10分未満持続すれば，遷延一過性徐脈（prolonged deceleration）と判読できる。
- この症例では，繰り返す変動一過性徐脈の直後に遷延一過性徐脈が出現している。波形Bも直前の変動一過性徐脈と同様に，急速な心拍数減少を呈している。したがって，この遷延一過性徐脈は臍帯圧迫（圧変化）によるもので，低酸素負荷によるものではないと推察できる。実際，この後徐脈は消失し，1時間後に自然経腟分娩に至っている。
- しかし，圧変化であっても，高度に心拍数が減少すると，圧迫が解消した後も酸素の運搬が滞り，心拍数低下の持続時間は遷延し，児が低酸素状態にさらされる。変動一過性徐脈は予後もvariable（変動する）といわれるゆえんである。

遷延一過性徐脈：定義
「心拍数減少が15bpm以上で，開始から回復まで2分以上10分未満の波形をいう。その心拍数減少は直前の心拍数より算出される。10分以上の心拍数減少の持続は基線の変化とみなす。最下点が80bpm未満のものは高度遷延一過性徐脈と呼ばれる。」[1]

4. 一過性徐脈を読む

判読してください

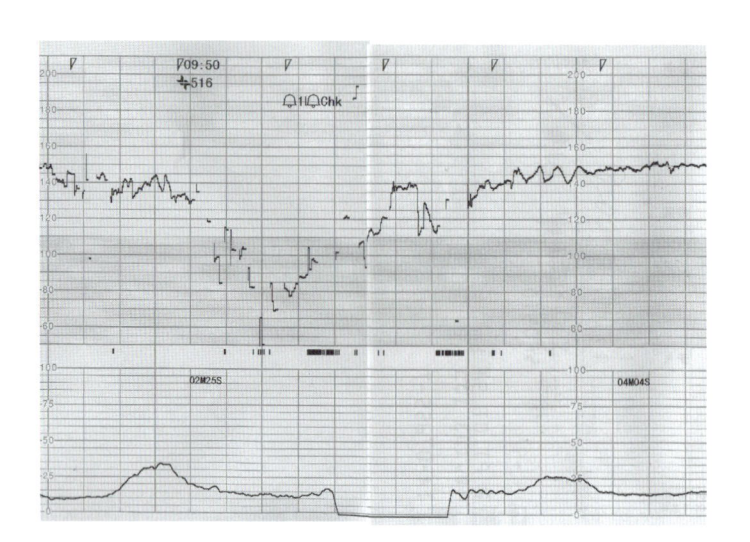

Point
- ❶ 39歳初産婦。妊娠37週，妊娠高血圧症候群のためオキシトシン点滴による分娩誘発を開始した
- ❷ 点滴開始後1時間30分が経過し，子宮口2cm開大時のCTGである
- ❸ 20分前から，4分おきに軽度だが規則的な子宮収縮が出現してきた

- 妊娠高血圧症候群を保存的に改善させることは難しく，根本的な治療は，妊娠の中断である。したがって，軽症であっても妊娠10カ月には分娩誘発が行われる。また，妊娠高血圧症候群では胎盤機能不全（胎盤循環不全）を伴うことが多く，胎児の予備能力が低いことがある。
- 本症例はこのまま，分娩を乗り切れるであろうか。

4. 一過性徐脈を読む

遅発一過性徐脈に類似した遷延一過性徐脈

3分20秒（少なくとも2分15秒：破線まで），心拍数が低下している

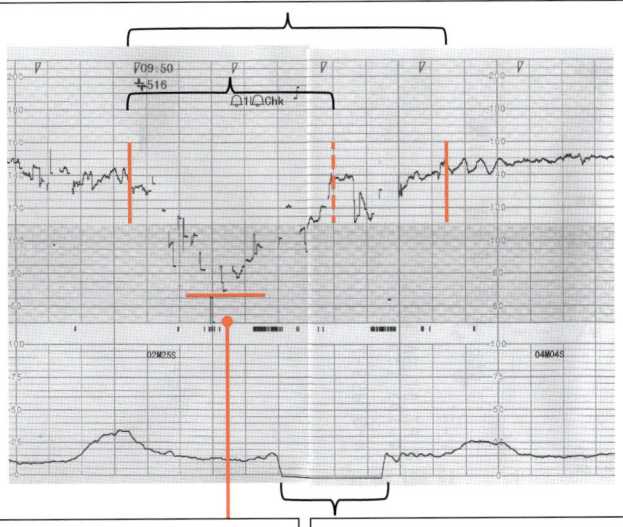

1分程度の経過で70bpmまで低下している。

体位変換により収縮計がずれる。

Point
1. 心拍数基線150bpmで正常脈，基線細変動は10bpmで中等度
2. 緩やかに1分程度の経過で，心拍数が70bpmまで減少している
3. 一過性徐脈の最下点が，子宮収縮の最強点より遅れている
4. 波形は遅発一過性徐脈だが，心拍数低下が2分を超え10分未満のため，遷延一過性徐脈と判読できる

- 軽い子宮収縮にもかかわらず，高度な低酸素状態を想起させる波形が出現している。基線細変動は保たれているものの，やっと分娩が始まりかけた段階で，看過できない状態である。
- おそらく妊娠高血圧症候群による胎盤機能不全が要因と推察される。胎盤機能不全は明確に定義されたものではなく，概念的な疾患であるが，胎盤の酸素供給システムが脆弱で，子宮収縮などのストレスに弱いと考えられている。胎児の予備能力がないと言い換えることもできる。
- 担当助産師は直ちに体位変換を行い，その間は収縮計がずれて記録されており，この後，この症例はオキシトシンを増量できず，緊急帝王切開になった。

さて，お気付きだろうか。遷延一過性は必ずしも単一の原因で出現するものではないことを。

4. 一過性徐脈を読む

判読し，対応してください

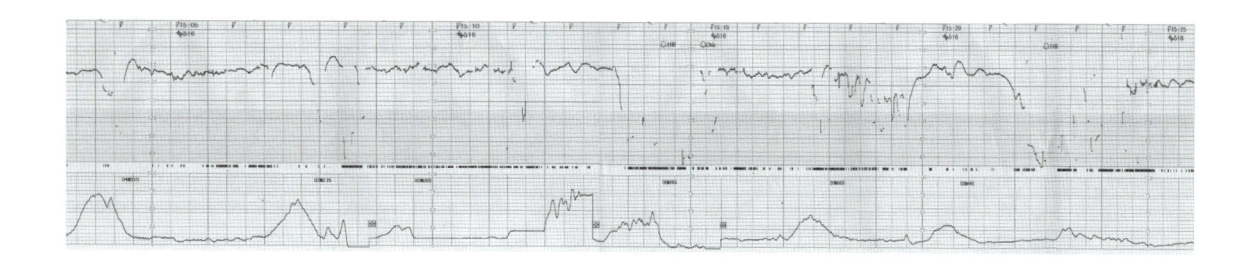

> **Point**
> ❶29歳初産婦。妊娠37週，陣痛発来後1時間。未破水で子宮口2cm開大時のCTGである
> ❷uniformではない波形が連続している
> ❸評価と対応は？

- 子宮収縮は弱く，まだ分娩は始まったばかりである。
- この状況をどう評価し，対応するか？
- このまま分娩可能であろうか？

4. 一過性徐脈を読む

変動一過性徐脈に引き続く遷延一過性徐脈

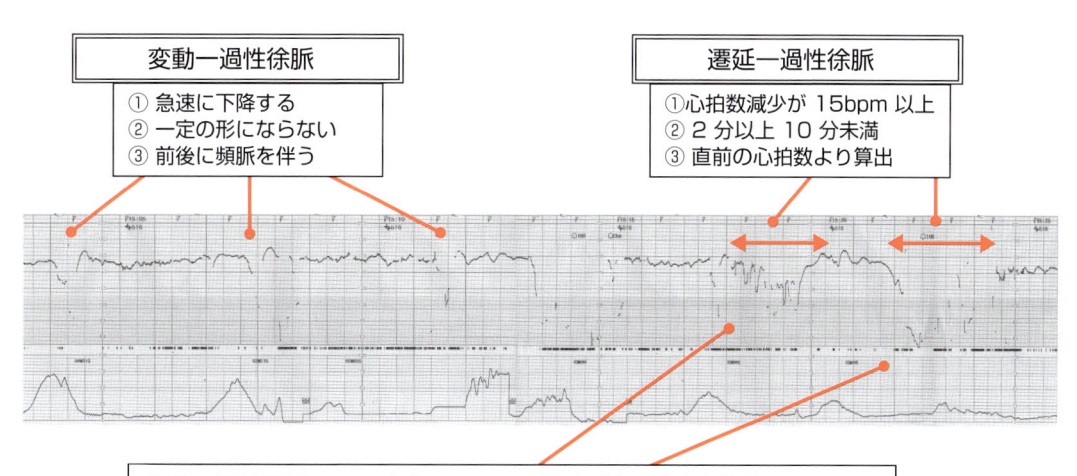

変動一過性徐脈
① 急速に下降する
② 一定の形にならない
③ 前後に頻脈を伴う

遷延一過性徐脈
① 心拍数減少が 15bpm 以上
② 2 分以上 10 分未満
③ 直前の心拍数より算出

変動一過性徐脈は，圧変化によるもので深刻な低酸素状態ではないが，心拍数低下の程度が強いと回復に時間を要し，徐脈は遷延する。

Point

❶ 心拍数基線 150bpm で正常脈，基線細変動は 7〜8bpm で中等度
❷ いずれの波形も急速に 30 秒未満の経過で心拍数が減少し，変動一過性徐脈と判読できる
❸ 後半 2 つの波形は，心拍数低下が 2 分を超え 10 分未満のため，遷延一過性徐脈と判読できる

- 分娩開始後，比較的早い時期に，臍帯圧迫（圧変化）による変動一過性徐脈が繰り返し（収縮波形の 50％以上）出現している。通常，内診はもとより，超音波検査で，臍帯巻絡や下垂の有無，臍帯の捻転や胎盤付着部位の確認，羊水過少の有無などを検索する。
- 対応としては体位変換，補液などが勧められる。酸素投与も悪くはないが，10L/分以下では胎児への移行は期待できない。

さて，この後どうなったか，CTG の続きをご覧いただく。

4. 一過性徐脈を読む

変動一過性徐脈が改善する

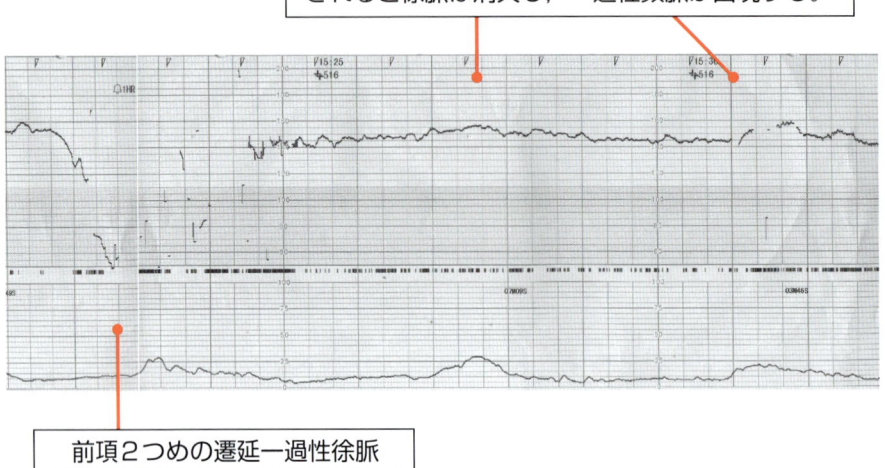

分娩の進行，児の回旋などにより臍帯圧迫が解除されると徐脈は消失し，一過性頻脈が出現する。

前項2つめの遷延一過性徐脈

Point
❶ 遷延一過性徐脈はなくなり，小さめながら一過性頻脈が出現している
❷ この後，一過性徐脈は出現することなく，5時間後，自然経腟分娩になった

- この症例で出現した遷延一過性徐脈は，変動一過性徐脈に伴い出現したものである。低酸素状態によるものではないが，臍帯圧迫でも心拍数の低下が著しいと，圧迫解除後も血流回復に時間を要し，心拍数回復が遅延する。
- 多くは，本症例のように，分娩の進行や胎児の回旋によって臍帯圧迫が解除されると自然に回復する。しかし，強固な臍帯巻絡などで圧迫が解除されず，そのまま深刻な低酸素・酸血症に陥ることもあり，発生後は慎重に経過を観察する（すなわちCTGを継続する）必要がある。

4. 一過性徐脈を読む

判読し，対応してください

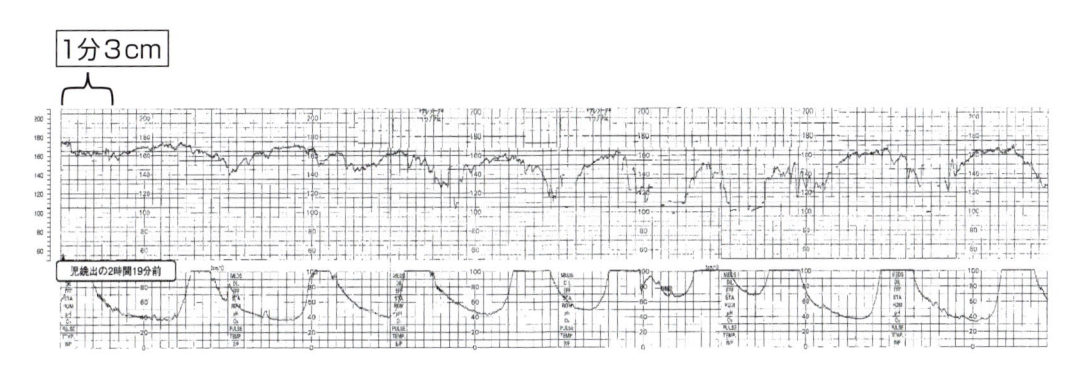

（産科医療補償制度胎児心拍数モニターに関するワーキンググループ．脳性麻痺事例の胎児心拍数陣痛図（波形パターンの判読と注意点）．2014．公益財団法人日本医療機能評価機構より引用）

Point
❶日本医療機能評価機構から公表されている脳性麻痺事例のCTGを示す
❷頻回収縮気味で，徐脈が繰り返し出現している
❸評価と対応は？

● 脳性麻痺事例のCTGだが，この時点で障害が発生しているわけではない。
　さて，この状況にいかに対応すべきであろう。

4. 一過性徐脈を読む

遅発一過性徐脈に引き続く遷延一過性徐脈

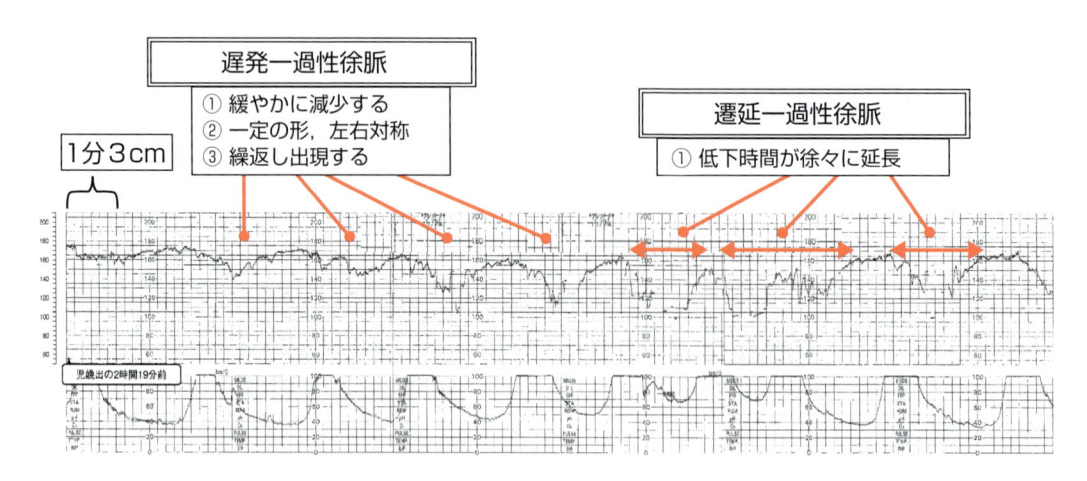

遅発一過性徐脈
① 緩やかに減少する
② 一定の形，左右対称
③ 繰返し出現する

遷延一過性徐脈
① 低下時間が徐々に延長

1分3cm

（産科医療補償制度胎児心拍数モニターに関するワーキンググループ．脳性麻痺事例の胎児心拍数陣痛図（波形パターンの判読と注意点）．2014．公益財団法人日本医療機能評価機構より引用）

Point
❶ 遅発一過性徐脈が繰り返し出現している
❷ 徐々に心拍数減少の程度が大きくなり，心拍数低下時間も延長し，遷延一過性徐脈と判読できる

- 心拍数は緩やかに減少し，uniform で，比較的左右対称で繰り返し出現している。言うまでもなく遅発一過性徐脈である。原因分析委員会ではいずれの波形も遅発一過性徐脈と判読しているが，後半では繰り返す遅発一過性徐脈の心拍数低下時間が徐々に延長し，遷延一過性徐脈とも判読できる。低酸素状態による変化で圧変化によるものと異なり，きわめて深刻である。
- さて，この後どうなったか CTG の続きをご覧いただき，対応を解説する。

4. 一過性徐脈を読む

低酸素による遷延一過性徐脈は短時間で破綻を招く

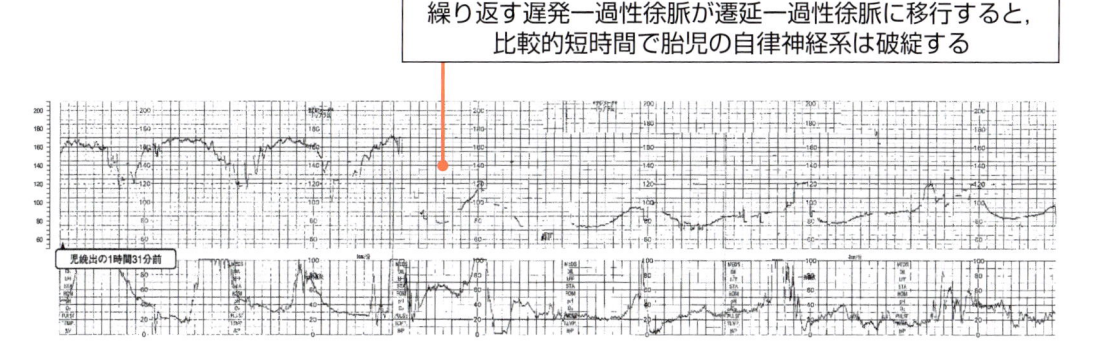

繰り返す遅発一過性徐脈が遷延一過性徐脈に移行すると，比較的短時間で胎児の自律神経系は破綻する

（産科医療補償制度胎児心拍数モニターに関するワーキンググループ．脳性麻痺事例の胎児心拍数陣痛図（波形パターンの判読と注意点）．2014．公益財団法人日本医療機能評価機構より引用）

Point
1. 低酸素による遷延一過性徐脈の出現後は，比較的短時間で，児の自律神経系は破綻する
2. 後半は70bpm前後の心拍数基線が10分間以上持続し，徐脈と判読できる
3. 徐脈部分では基線細変動が消失しており，自律神経系のみならず心筋機能も抑制されている

- 繰り返す遅発一過性徐脈が遷延一過性徐脈に移行すると，比較的短時間で児の自律神経機能は破綻する。遅発一過性徐脈が出現している間は，低酸素状態に対し，胎児のセンサー（化学受容器，圧受容器）や自律神経機能が健全に働いているということもできる。この機能が破綻した場合，胎児は深刻な酸血症に陥り，徐脈の出現は心筋機能そのものも強く抑制されていることを示す。
- したがって，遅発一過性徐脈が繰り返し出現し改善がない場合は，遷延一過性徐脈の出現を待つことなく医療介入しなければならない。行うべきことは，急速遂娩である。

4. 一過性徐脈を読む

遷延一過性徐脈をみたらどうするか？

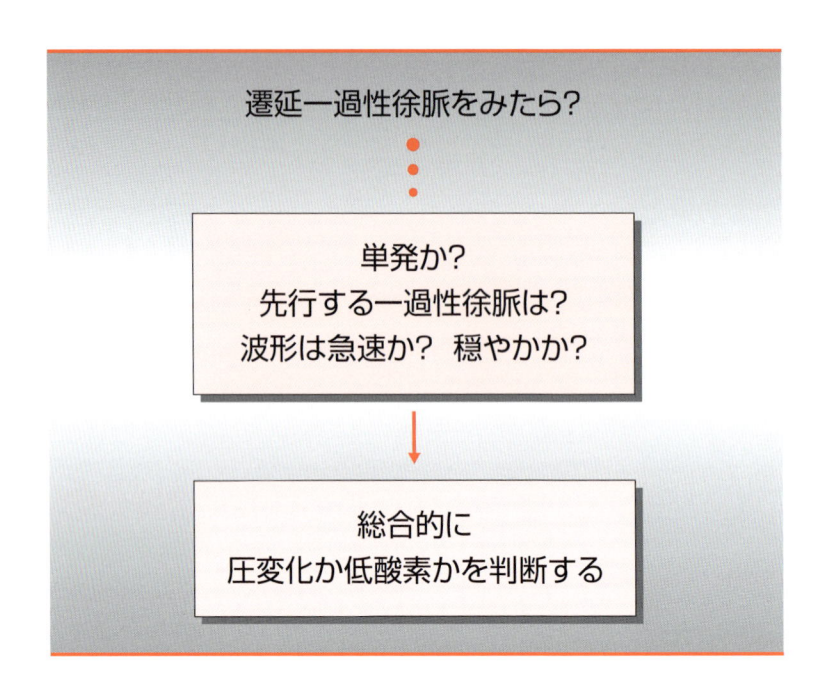

```
遷延一過性徐脈をみたら？
         ↓
  単発か？
  先行する一過性徐脈は？
  波形は急速か？ 穏やかか？
         ↓
     総合的に
  圧変化か低酸素かを判断する
```

Point
❶異常波形をみたら，以前のCTGを振り返り以下を確認する
❷単発か？ 連続的か？
❸連続して出現する場合，先行する一過性徐脈の種類は何か？
❹遷延一過性徐脈の心拍数減少が急速か，緩やかか？
❺上記のことから圧変化によるものか，低酸素によるものかを判断する

- 前述のように，圧変化か低酸素かで，予後や対応は大きく異なる。単に遷延一過性徐脈と判読するのではなく，その背景にあるものを探ってほしい。
- しかし，遷延一過性徐脈には波の形に関する定義がなく，必ずしも圧変化か，低酸素か判読できないこともある。このような場合には総合的に判断する必要が出てくるが，過去のCTGを振り返り，その経緯をレビューすることを勧める。この振り返りにより，以前には気づかなかった，小さな胎児の声が聞こえてくることもある。
- これは遷延一過性徐脈に限ったものではない。他の所見を認めた際も，どういう経緯でその波形が出現したのか，是非CTGをさかのぼって検索していただきたい。

5. 徐脈と特殊な波形

徐脈を読む

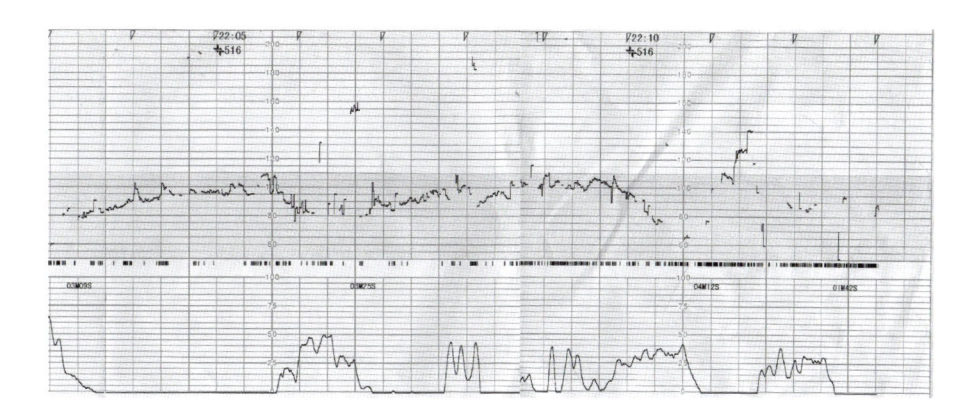

> **Point**
> ❶ 10分以上の心拍数減少の持続は基線の変化とみなす
> ❷ 徐脈の多くは基線細変動の減少，ないしは消失を伴う
> ❸ 図は，細変動が中等度に認められるか？

- 不整脈など特殊な状態を除けば，徐脈は深刻である。これまでの繰り返しになるが，以下の崩壊の機序は確実に習得してほしい。
- 子宮内の低酸素状態の持続は，胎児に低酸素症を引き起こす。低酸素症が長引けば胎児は酸血症に陥る。酸血症は胎児の自律神経機能の抑制や破綻を招く。自律神経機能の抑制や破綻は基線細変動の減少・消失を招き，その最終形が徐脈であり，それに引き続くものは心停止である。
- この著書を上梓するにあたり，最後まで適切な CTG が見つからなかったのがこのページである。なかなか，日常診療で 10 分以上持続する徐脈など記録されるものではない。著者の病院では 5 分もあれば，超緊急帝王切開で児を救出できる。
- おわかりかもしれないが，このCTGは分娩直前のものである。

5. 徐脈と特殊な波形

サイナソイダルパターン(sinusoidal pattern)

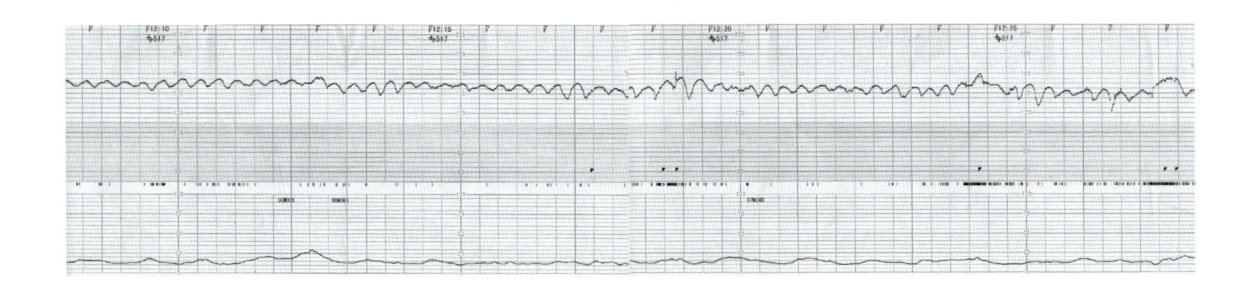

> **Point**
> ❶ 心拍数曲線が規則的で，滑らかなサイン曲線を示す
> ❷ 持続時間は問わない
> ❸ 1分間に2〜6サイクルで振幅は平均5〜15bpm，大きくても35bpm以下の波形を称する

- 特殊な波形で，基線細変動の有無は問わない。このCTGは胎児貧血によるもので，出生児のヘモグロビンは7.0 g/dLであった。
- こうした波形を見た場合，まず胎児貧血を疑い，超音波パルスドプラ法を用い胎児の血流計測を行う。貧血の胎児では中大脳動脈の血流速度が速くなることが知られている。
- このサイナソイダルパターンは，低酸素状態にさらされた胎児でも出現することがある。いずれにしろ，監視を強化しなければならず，この波形を疑えば，必ずCTGを継続する。

胎児貧血は，血液型不適合妊娠による溶血性貧血や母子間輸血症候群による失血などが原因になる。

CLoCMiP® レベルⅠは修了である。

第Ⅲ章 低酸素状態の評価と対応

　第Ⅲ章は助産実践能力習熟段階（クリニカルラダー）® レベルⅡに対応している。レベルⅡでは，レベルⅠのスキルに加え，個別的なケアができ，支援を受けながら助産外来，院内助産のケアができることが求められる。また，ローリスク／ハイリスクの判別および初期対応について，知識に加え，介入できることが要求される。この到達目標をCTGの判読に置き換えるならば，子宮内の低酸素状態に対する胎児の対応を評価することができ，かつ，その対応すなわち介入ができるようになることである。

　胎児にとって一番重要な資源は酸素とブドウ糖である。胎児は，胎盤から供給される酸素とブドウ糖をもとに体内でエネルギーを産生している。そのエネルギーにより胎児は動き，成長していく。酸素の不足はエネルギーの枯渇をもたらし，胎児から体力（胎動）を奪い，それが深刻なものであれば，生命の危機に瀕する。分娩中のCTGは，間接的ながらその変化をとらえることができる唯一のツールである。

　第Ⅲ章が理解できればCLoCMiP® レベルⅡ到達である。低酸素状態に対する胎児の対応を身体に染み込ませ，実際のCTGに対峙していただきたい。

1. 低酸素状態の胎児への対応：復習を兼ねて

低酸素状態が発生すると何が起こるか？

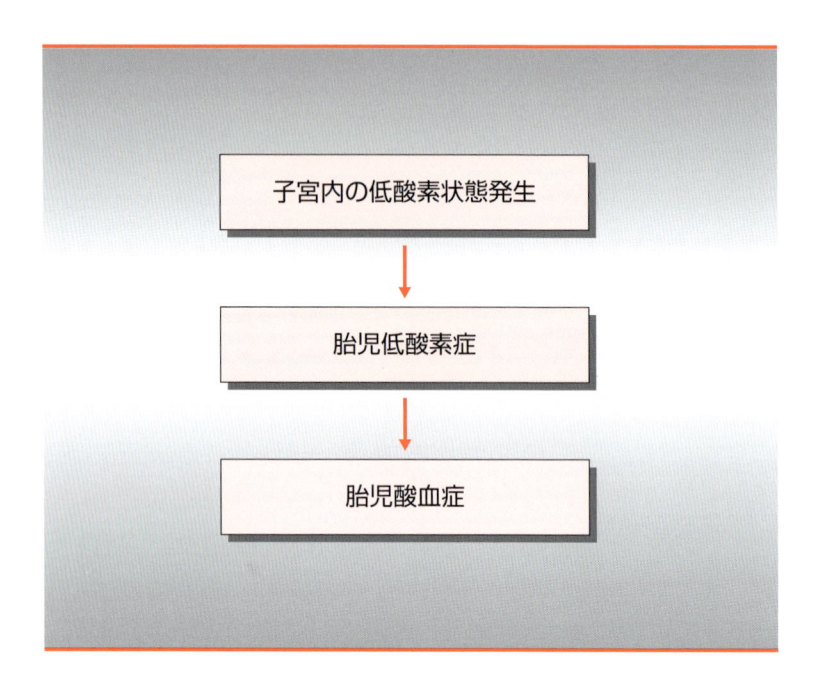

```
子宮内の低酸素状態発生
        ↓
     胎児低酸素症
        ↓
     胎児酸血症
```

Point
- ❶絨毛間腔の母体血流入が減少し，低酸素状態になる
- ❷胎児への酸素移行が減少する
- ❸胎児は低酸素症になる
- ❹この状態が長引くと，胎児は酸血症（アシドーシス）に陥る

- 胎児の低酸素症と酸血症（アシドーシス）は異なる状態と位置付けられる。
- 低酸素症では，体内センサーが働き，自律神経は活発に働く。遅発一過性徐脈もその一つのサインである。この状態は，胎児が声を出して，危険が近づいていることを訴えているのだ。火災センサーの「火事です」「火事です」と同様，繰り返す一過性徐脈で「低酸素です」「低酸素です」と訴えている。
- 低酸素状態が長引くと，酸血症（アシドーシス）が発生する。酸血症が発生すると，自律神経機能は抑制される。自律神経機能の抑制が長引けば，その機能は破綻し，胎児は決定的なダメージを受けるのである。
- したがって，低酸素状態が改善しない場合は，酸血症が発生する前に，胎児を救出（娩出）しなければならない。

1. 低酸素状態の胎児への対応：復習を兼ねて

胎児低酸素症と酸血症はCTGから予測できる!?

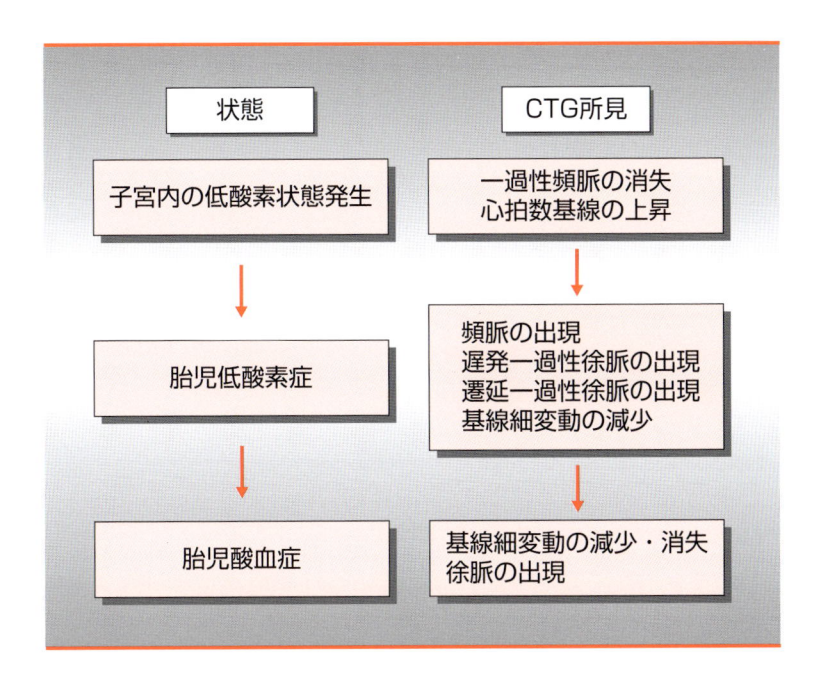

状態	CTG所見
子宮内の低酸素状態発生	一過性頻脈の消失 心拍数基線の上昇
↓	↓
胎児低酸素症	頻脈の出現 遅発一過性徐脈の出現 遷延一過性徐脈の出現 基線細変動の減少
↓	↓
胎児酸血症	基線細変動の減少・消失 徐脈の出現

Point
- ❶ 胎児の状態とCTGの関係は，確実に理解すること！
- ❷ 胎児を低酸素症の段階で，救出しなければならないからである

- 図に示した低酸素の進行状態とCTG所見が100％一致するわけではない。しかし，CTG所見に応じてどのように対応するのか，なんらかの指針が必要になる。この組み合わせを一つの目安にしてほしい。
- 低酸素症の段階で，分娩の進行状況を踏まえ急速遂娩を判断し，酸血症に陥ることを防ぐ必要がある。不良な一過性徐脈の出現は胎児からのメッセージなのである。

1. 低酸素状態の胎児への対応：復習を兼ねて

低酸素状態が疑われるCTG（その1）
判読してください

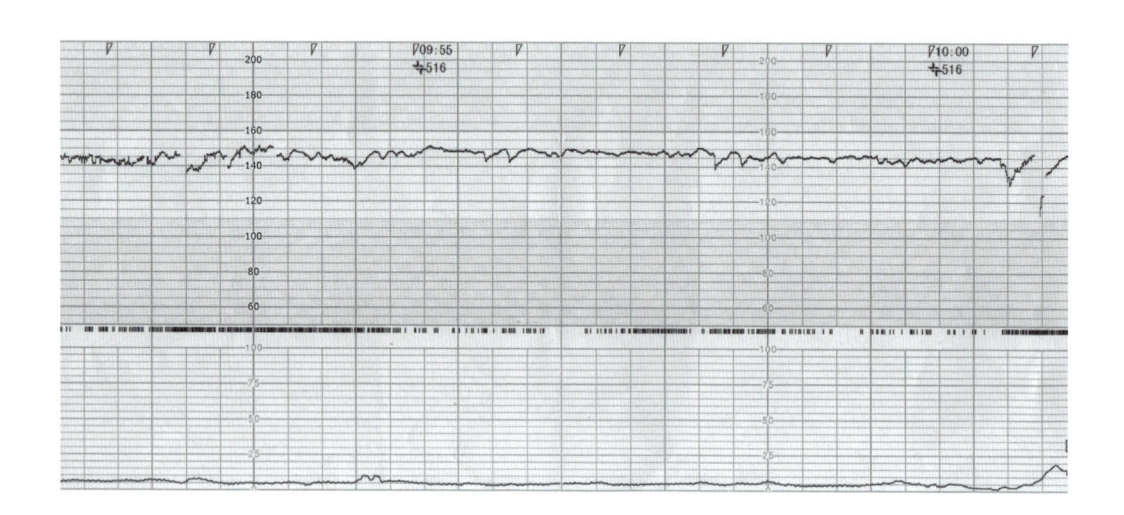

Point
- ❶ 27歳初産婦。妊娠41週，産徴と前駆陣痛で来院した際のCTGである
- ❷ この所見が1時間近く持続している
- ❸ 評価と対応は？

- これまでの復習を兼ねて判読していただきたい。陣痛は弱いようだが，**胎児の予備能力**はどうであろう。
- 胎児の状態を評価する際，予備能力という言葉を用いることがある。これは，胎児の現在の状況に加え，分娩を乗り切る（繰り返す子宮収縮に耐えられる）余力があるかどうかを推定するときに用いられる。
- さて，胎児の予備能力はどうであろうか？

1. 低酸素状態の胎児への対応：復習を兼ねて

一過性頻脈の消失

心拍数基線 145 bpm，細変動中等度（10〜15 bpm 未満）

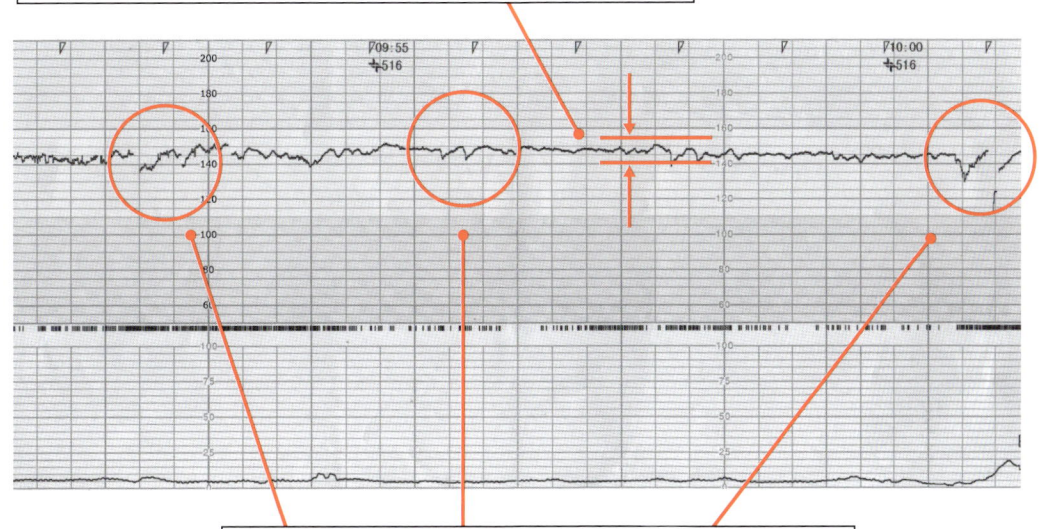

子宮収縮と関連なく変動しているが，15bpm 未満，15 秒未満の場合，変動性徐脈とは呼ばない

> **Point**
> ❶ 心拍数基線145bpm，基線細変動は10〜15bpmで中等度
> ❷ 一過性頻脈や一過性徐脈などの一過性変動がない
> ❸ 有効な陣痛は認めない

- 低酸素状態に対し最初に現れる所見は，一過性頻脈の減少・消失である。酸素不足によって胎児は，酸素消費量を抑えるために動きを止める。静かに息をひそめ，嵐が去るのを待っているのである。
- わずかな変動があるが，子宮収縮がなくても判読できる変動一過性徐脈だとするには15bpm 以上，15 秒以上の低下が必要で，それにはあたらない。
- このようなCTG パターンは，低酸素障害がなくても観察されることがあり（胎児の睡眠中など），この段階で低酸素状態と断定できるものではない。しかし，CTG を外すべきではなく，もちろん帰宅させてもいけない。安心できる胎児の状態が確認できるまで，CTG を継続する必要がある。このCTG では，胎児は"じっと"何かをこらえていることになり，その予備能力に不安が残る。
- 現場では助産師が医師に連絡し，入院管理になっている。再検したCTG には異常なく，陣痛発来もないため，翌日一時帰宅となった。

Ⅲ 低酸素状態の評価と対応

1. 低酸素状態の胎児への対応：復習を兼ねて

低酸素状態が疑われるCTG（その2）
判読してください

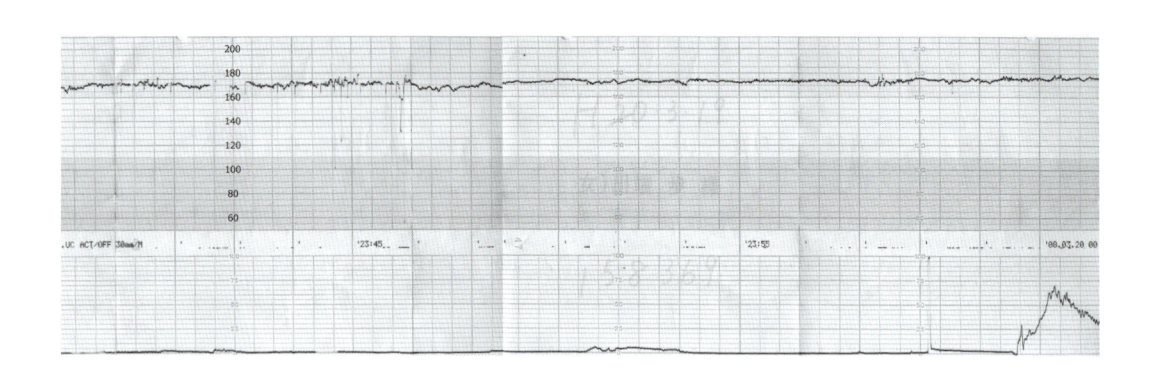

Point

❶ 37歳初産婦。妊娠33週，妊娠高血圧症候群にて入院管理中のCTG（NST）である

❷ 前日までのモニターでは，心拍数基線は140bpmで，基線細変動も中等度で，一過性頻脈が出現していた

❸ 体温は36.4℃である

❹ 評価と対応は？

● 後半に子宮収縮が観察されているが，不規則なもので陣痛とはいえず，NSTということになる。妊娠高血圧症候群を合併しており，その点も踏まえ，判読と対応を検討していただきたい。

1. 低酸素状態の胎児への対応：復習を兼ねて

一過性頻脈の消失と頻脈の出現

問　この症例の診断に必要なのはどれか。

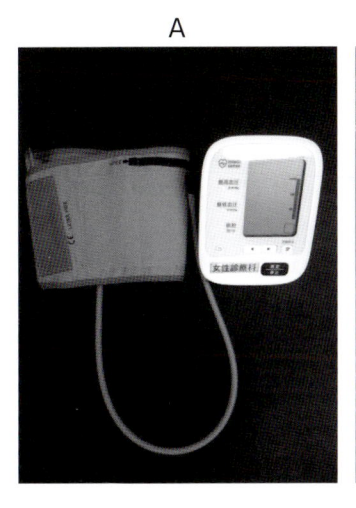

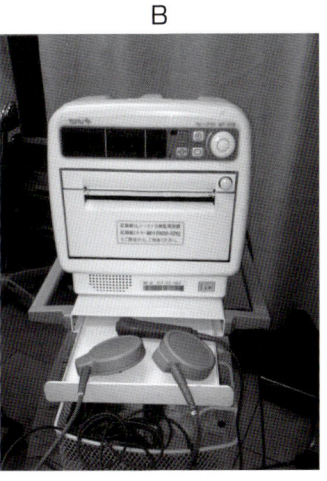

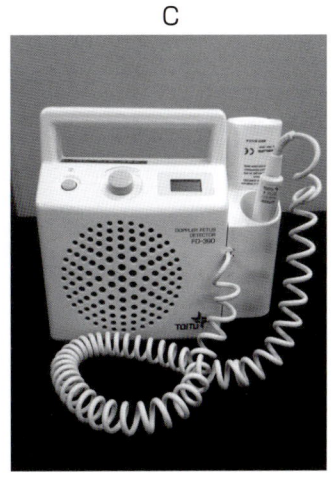

A　　　　　　　　　　　B　　　　　　　　　　　C

> **Point**
> 前ページ（p.62）のCTG所見の判読は以下のとおりである。
> ❶心拍数基線は175bpmの頻脈，基線細変動は6〜7bpmで中等度
> ❷一過性頻脈や一過性徐脈などの一過性変動がない
> ❸有効な陣痛は認めない

- さて，前ページのCTGはどうであろうか。頻脈に異論はないが，基線細変動の評価が微妙で，減少とも取れなくはない。胎児に低酸素負荷がかかっている可能性がある。ただし，基線細変動減少と評価したとしても，直ちに急速遂娩が求められる切迫したCTGではない。この場合に求められるのは，監視の強化と原因検索である。
- 本症例では，この時点で血圧が急上昇し192/124mmHgとなり，高血圧緊急症（高血圧が臓器損傷を引き起こす危険がある場合に用いる病名）と診断され，帝王切開術が行われた。適応は胎児機能不全ではない。高血圧緊急症からの母体保護である。急速遂娩の適応は，CTGがすべてというわけではない。落とし穴に落ちこまないよう，広く視野をもち対応して頂きたい。
- ちなみに問の正解は「A」である。

1. 低酸素状態の胎児への対応：復習を兼ねて

低酸素状態が疑われるCTG（その3）
判読してください

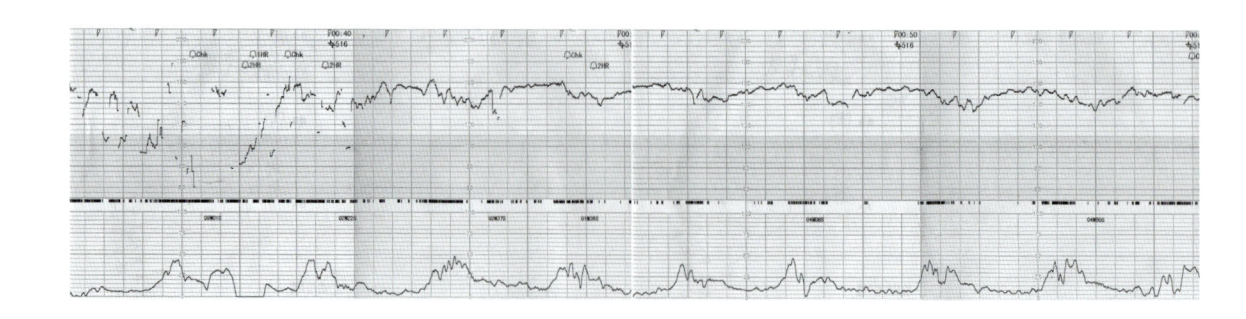

Point
❶ 26歳初産婦，販売員．妊娠39週，分娩第1期，子宮口4cm時点のCTGである
❷ LDRで管理中，トイレに行って帰ってきた際，再装着したものである
❸ 評価と対応は？

- トイレに行く前のモニターでは，胎児の健常性が確認されていた．帰室後，直ちにモニタリングを開始している．
- 何かが起こり始めているが，わかるであろうか．胎児の声は，あなたに届くであろうか．

LDR；
Labor（陣痛）
Delivery（分娩）
Recovery（回復室）
＝同じ部屋で管理し，移動の必要がない分娩室

1. 低酸素状態の胎児への対応：復習を兼ねて

繰り返す遅発一過性徐脈

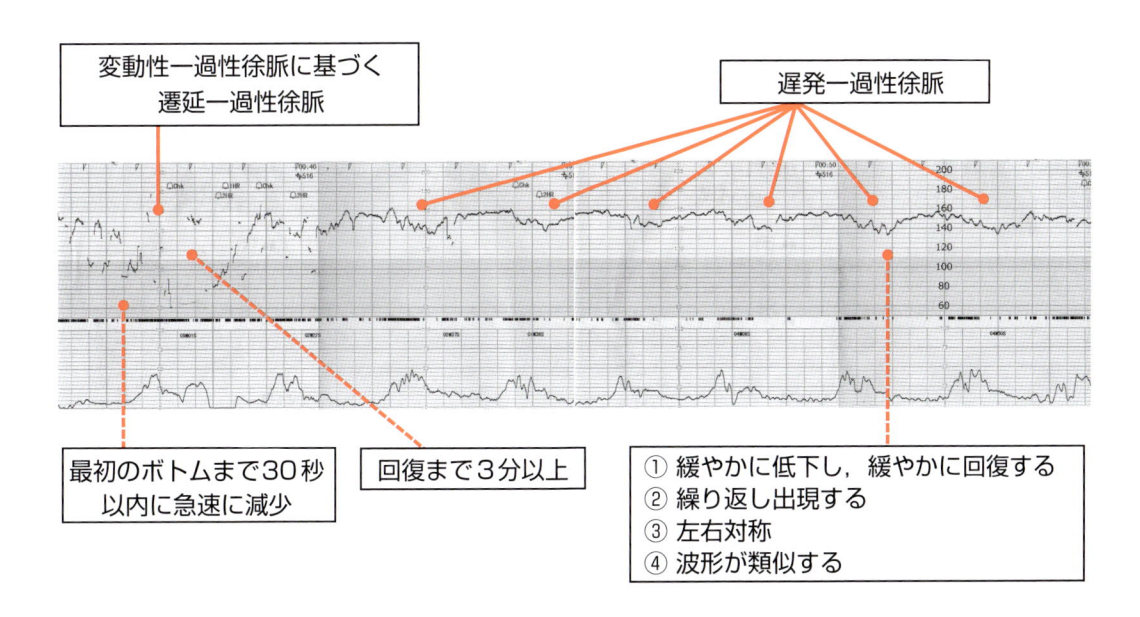

変動性一過性徐脈に基づく遷延一過性徐脈

遅発一過性徐脈

最初のボトムまで30秒以内に急速に減少

回復まで3分以上

① 緩やかに低下し，緩やかに回復する
② 繰り返し出現する
③ 左右対称
④ 波形が類似する

Point

❶心拍数基線は155bpmの正常脈，基線細変動は7〜9bpmで中等度
❷はじめに遷延一過性徐脈が出現している
❸引き続き，遅発一過性徐脈が出現している
❹胎児に低酸素症が発生している

- 胎児は，明らかに低酸素状態に陥っている。化学受容器や自律神経機能を駆使し，危機を訴えている。
- 当初の変動一過性徐脈や遷延一過性徐脈の原因は不明である。CTGの開始直後に，母体の体位変換に伴う低血圧などが起こり，一過性徐脈が出現することがある。また，トイレにいる間に胎児の位置が変化し，臍帯圧迫が起こったのかもしれない。
- 問題はその後の遅発一過性徐脈である。子宮収縮の最強点に遅れて心拍数の最下点があり，4つの特徴を兼ね備えている。基線細変動は保たれ，胎児は酸血症には至っていないものの，酸素分圧が低下し，化学受容器が反応している。
- また，心拍数基線は正常脈内だが，以前の記録（130bpm。ここでは省略）と比較すれば，心拍数は増加し頻脈に傾いている。
- この時点で，助産師は医師に連絡し，立ち会いを求めた。

1. 低酸素状態の胎児への対応：復習を兼ねて

低酸素状態が疑われるCTG（その3）
判読してください

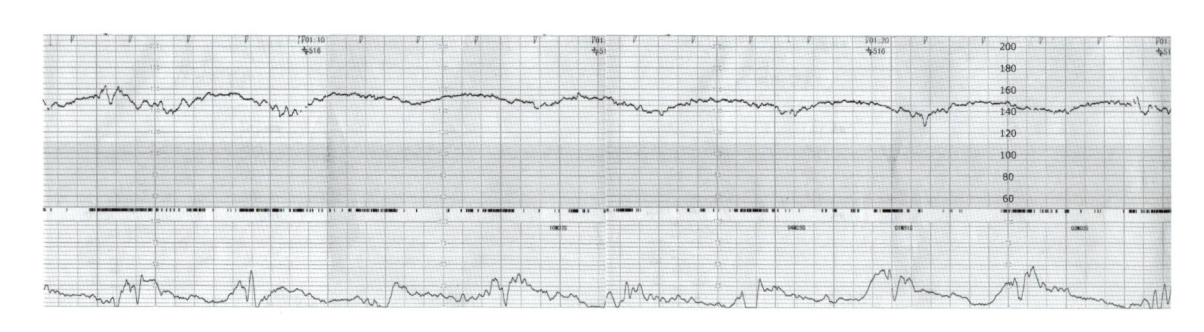

［前ページのつづき］

Point
❶ 26歳初産婦，販売員。妊娠39週，分娩第1期，子宮口は4cm開大している
❷ LDRで管理中，トイレに行って帰ってきてから20分が経過した時点のCTGである
❸ 評価と対応は？

● 心拍数の一過性変動が引き続き繰り返している。どう判読し，どう対応するか？

1. 低酸素状態の胎児への対応：復習を兼ねて

基線細変動減少と遅発一過性徐脈

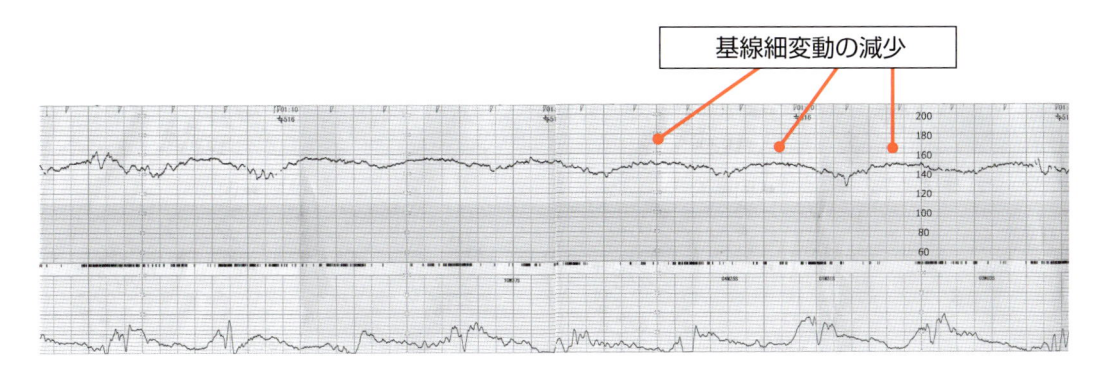

基線細変動の減少

一過性変動はすべて典型的な遅発一過性徐脈

Point
❶ 心拍数基線は155bpmの正常脈，基線細変動は3〜4bpmで減少
❷ 遅発一過性徐脈が繰り返し出現している

- 26歳初産婦，販売員。前項（p.64〜66）から継続したCTGである。p.64の図に比較し，基線細変動が減少してきている。厳密には基線の2分間以上の持続がなく，心拍数基線と基線細変動を判読する場所がないが，p.64の図から通して見ると，このCTGの後半では明らかに基線細変動が減少してきている。
- 先ほどの低酸素状態に引き続き，胎児酸血症が発生しだした可能性がある。このまま経過すれば，基線細変動が消失するか，遅発一過性徐脈が遷延一過性徐脈に移行し，胎児の自律神経系は破綻する。もうしばらく，どうなるかモニターを見ていたい気になるが，それは不適切であろう。
- 現場では，この時点（40分間の観察）で胎児機能不全と診断し，超緊急（グレードA）帝王切開になり，13分後に健児を得ている。臍帯動脈血はpH7.17で，児のアプガースコア1分8点，5分9点であった（ちょっと危ないガス値だが，間に合ったのである）。

臍帯動脈血は胎児の静脈血。最も酸素が消費された血液からpHを評価し，胎児の疲労具合いをみる。

1. 低酸素状態の胎児への対応：復習を兼ねて

低酸素状態が疑われるCTG（その4）
判読してください

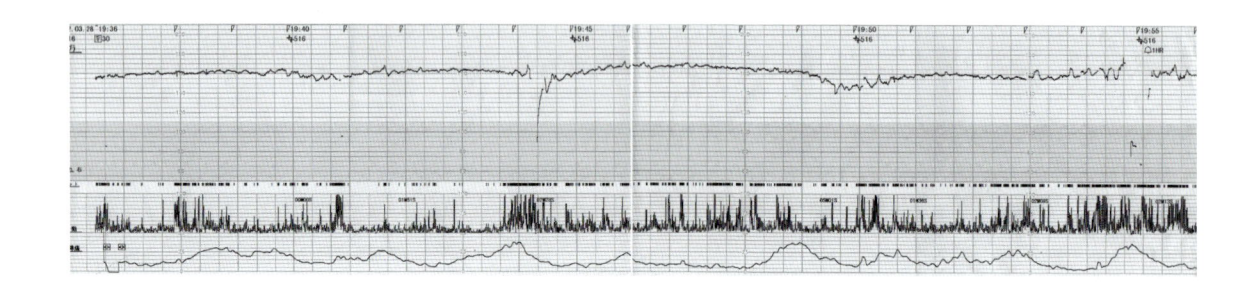

> **Point**
> ❶ 41歳初産婦。体外受精からの妊娠である
> ❷ 妊娠39週，陣痛発来により来院した際のCTGである
> ❸ 子宮口は2cm開大，児頭下降度SP－3で浮動している
> ❹ 評価と対応は？

- 当院は院内助産システムを実施しており，最初に所見をとるのは助産師である。来院時，内診に引き続いて，装着したCTGである。このCTGを見た助産師はどれほど驚いたであろうか。
- 子宮収縮は不規則で弱い。

1. 低酸素状態の胎児への対応：復習を兼ねて

頻脈と基線細変動減少，そして遷延一過性徐脈

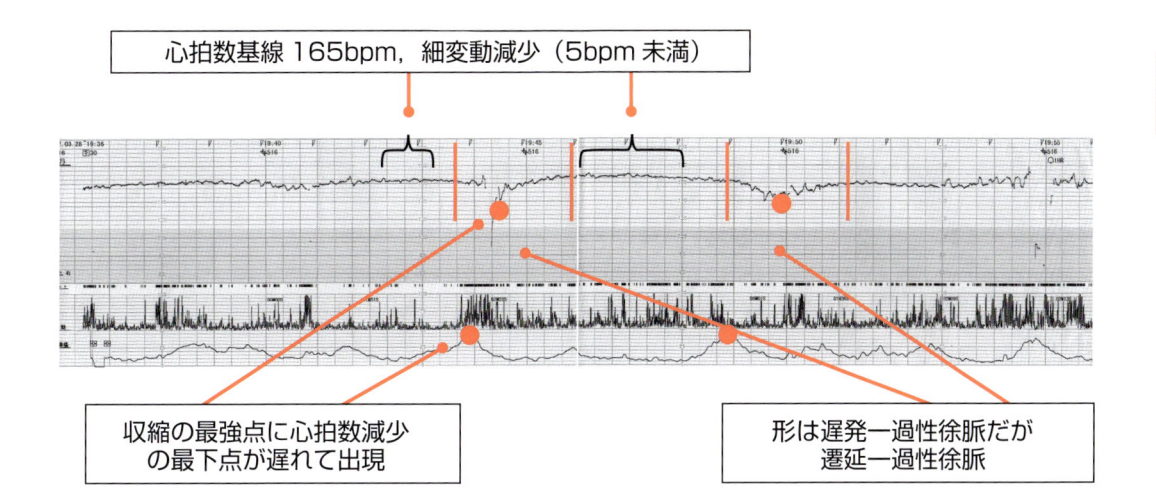

心拍数基線 165bpm，細変動減少（5bpm 未満）

収縮の最強点に心拍数減少
の最下点が遅れて出現

形は遅発一過性徐脈だが
遷延一過性徐脈

Point
❶ 心拍数基線は 165bpm の頻脈，基線細変動は 3 ～ 4bpm で減少
❷ 遅発一過性徐脈の波形をした遷延一過性徐脈が繰り返し出現している

- とても嫌な CTG である。この症例は前出（p.64 ～ 66）の販売員とは異なるが，波形は似ている。来院時すでに胎児機能不全であり，基線細変動の減少（見方によっては消失）と遅発一過性徐脈様の遷延一過性徐脈から，胎児酸血症が疑われる。
- 緊急帝王切開を行ったが，胎盤辺縁に凝血塊を認め慢性の経過をとる常位胎盤早期剝離（詳細は別項 p.126 参照）であった。臍帯動脈血は pH7.01，児のアプガースコア 1 分 6 点，5 分 8 点で，新生児仮死と診断され，念のため一晩だけ NICU 管理となった。
- 危なかった症例である（汗）。

1. 低酸素状態の胎児への対応：復習を兼ねて

低酸素状態が疑われるCTG（その5）
判読してください

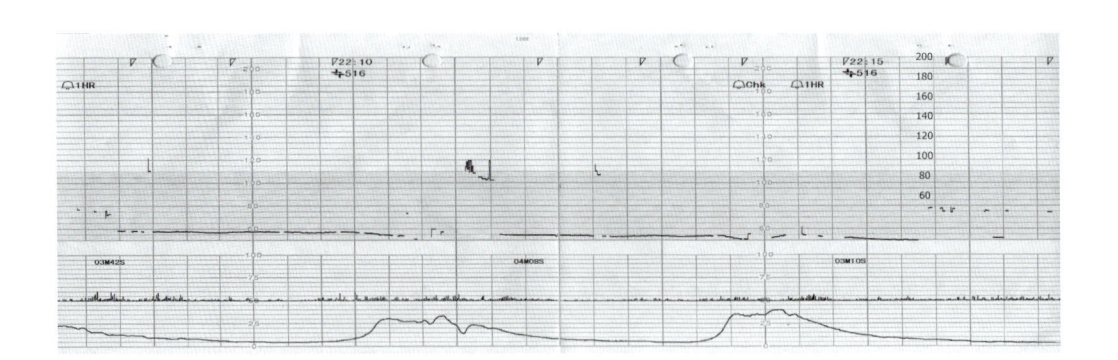

> **Point**
> ❶ 年齢不詳。某警察署の裏の駐車場で倒れていたところを発見され，救急搬送されてきた妊婦のCTGである
> ❷ 母子手帳の携帯はなく，産科施設の受診歴もない

- 解説不要かもしれないが，きわめて深刻な CTG である。心拍数基線は 50bpm 〜 55bpm の徐脈で，基線細変動は完全に消失している。胎児酸血症はもちろんのこと，胎児の心機能まで強く抑制を受けている。酸素不足により，心筋そのものが収縮できなくなっており，全身へのきわめて重篤な低酸素傷害が予測される。
- 妊娠週数も不明で，すでに破水しており，児はこの直後に自然娩出された。1,750g の男児で，臍帯動脈血 pH6.65，児のアプガースコア 1 分 0 点，5 分 0 点であった。
- 徐脈は低酸素状態の最終形である。

2. CTGの評価

Is the fetal status reassuring or non-reassuring ?

reassuring fetal status
- 心拍数基線が正常範囲
- 心拍数基線細変動が正常範囲
- 一過性頻脈がある
- 一過性徐脈がない

良好 →

non-reassuring fetal status
- 一過性頻脈の消失
- 頻脈
- 不良な一過性徐脈の出現
- 遅発一過性徐脈，遷延徐脈
- 心拍数基線細変動が消失
- 徐脈

不良

> **Point**
> ❶ 健常な胎児の状態をreassuring fetal status（RFS）と呼ぶ
> ❷ 安心できない胎児の状態をnon-reassuring fetal status（NRFS）と呼ぶ

- 再び復習である。子宮内に低酸素状態が発生し，図上段から下段に至るCTG所見の流れはもう理解できているはずだ。米国では上段の状態をRFS，下段の状態をNRFSと呼んでいる。安心できる胎児の状態と安心できない胎児の状態という意である。
- NRFSの概念導入は画期的で，CTGの判読にパラダイムシフトをもたらした。長い間，多くの産婦人科医師はCTGにより，本当に具合の悪い胎児（いわゆる胎児仮死）を見つけようとしていた。しかし，そこに限界があったのだ。

2. CTGの評価

胎児仮死から胎児機能不全へ

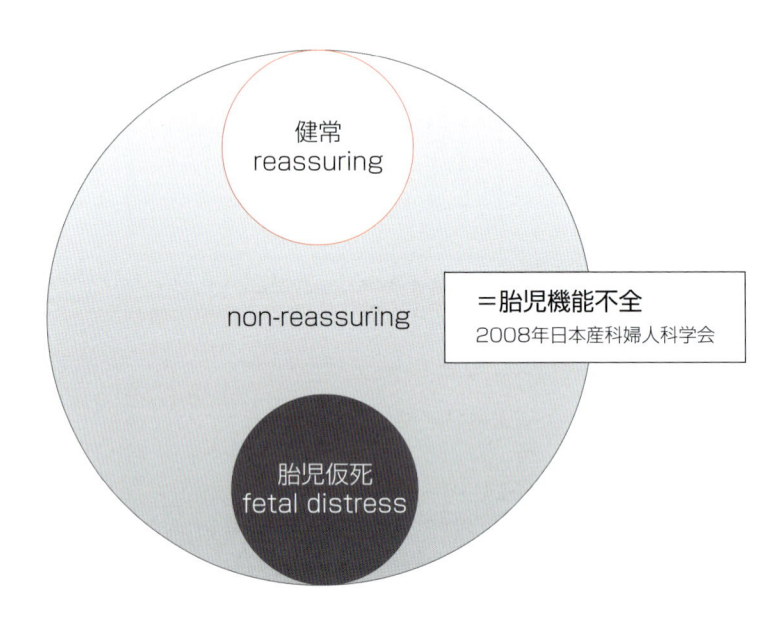

健常
reassuring

non-reassuring ＝胎児機能不全
2008年日本産科婦人科学会

胎児仮死
fetal distress

> **Point**
> ❶ CTGで白は明確に区分され，判読できる
> ❷ CTGで黒とグレーは明確に区別できない
> ❸ NRFS（胎児機能不全）は白以外全部を指す

- 図中の円は胎児すべての世界である。
- CTGが，健常（RFS）であることを明確に区分できることを利用し，それ以外がNRFSと規定される。したがって，NRFSには白に近いグレーから黒に近いグレーと真っ黒までが含まれる。真っ黒を証明できないための苦肉の策である。しかし，一方で区分は明確になった。
- わが国でも，2008年に日本産科婦人科学会周産期委員会がこの概念を導入し，胎児仮死や胎児ジストレスから「胎児機能不全」と改訂された。胎児機能不全には白に近いグレーも含まれ，必ずしも状態の悪い胎児だけを指す呼び方ではない。

3. 胎児心拍数波形のレベル分類

胎児心拍数波形を5段階に分類する

胎児心拍数波形のレベル分類

レベル表記	日本語表記	英語表記
レベル1	正常波形	normal pattern
レベル2	亜正常波形	benign variant pattern
レベル3	異常波形（軽度）	mild variant pattern
レベル4	異常波形（中等度）	moderate variant pattern
レベル5	異常波形（高度）	severe variant pattern

（日本産科婦人科学会/日本産婦人科医会編：産婦人科診療ガイドライン-産科編2014. p.246, 日本産科婦人科学会, 2014より引用）

Point
❶ CTGで判読された波形を5段階（レベル）に分類する
❷ レベル3〜5を胎児機能不全とする

- 胎児心拍数波形をCTGの諸要素の組み合わせから，胎児の低酸素症，酸血症などへのリスクの程度を推量するため，5つのレベルに分類する。レベル3以上が胎児機能不全と診断（判断）される[1]。
- これが現在の診断基準である。このレベル分類は欧米で始まり，多くの国は3段階分類を採用している。しかし，3段階では真ん中のレベルの幅が広すぎ，問題となることもあり，わが国では5段階が採用された。
- 次ページの表に従いレベルを決定する。

3. 胎児心拍数波形のレベル分類

胎児心拍数波形のレベル分類（抜粋）

基線細変動正常例

心拍数基線 \ 一過性徐脈	なし	早発	変動 軽度	変動 高度	遅発 軽度	遅発 高度	遷延 軽度	遷延 高度
正常脈	1	2	2	3	3	3	3	4
頻脈	2	2	3	3	3	4	3	4
徐脈	3	3	3	4	4	4	4	4
徐脈（<80）	4	4		4	4	4		

基線細変動減少例

心拍数基線 \ 一過性徐脈	なし	早発	変動 軽度	変動 高度	遅発 軽度	遅発 高度	遷延 軽度	遷延 高度
正常脈	2	3	3	4	3*	4	4	5
頻脈	3	3	4	4	4	5	4	5
徐脈	4	4	4	5	5	5	5	5
徐脈（<80）	5	5		5	5	5		

3*正常脈＋軽度遅発一過性徐脈：健常胎児においても比較的頻繁に認められるので「3」とする。ただし，背景に胎児発育不全や胎盤異常などがある場合は「4」とする。

基線細変動消失例
薬剤投与や胎児異常など特別な誘因がある場合は個別に判読する

一過性徐脈	なし	早発	変動 軽度	変動 高度	遅発 軽度	遅発 高度	遷延 軽度	遷延 高度
心拍数基線にかかわらず	4	5	5	5	5	5	5	5

*薬剤投与や胎児異常など特別な誘因がある場合は個別に判断する。
*心拍数基線が徐脈（高度を含む）の場合は一過性徐脈のない症例も"5"と判定する

基線細変動増加例

一過性徐脈	なし	早発	変動 軽度	変動 高度	遅発 軽度	遅発 高度	遷延 軽度	遷延 高度
心拍数基線にかかわらず	2	2	3	3	3	4	3	4

*心拍数基線が明らかに徐脈と判定される症例では，表II-1の徐脈（高度を含む）に準じる。

サイナソイダルパターン

一過性徐脈	なし	早発	変動 軽度	変動 高度	遅発 軽度	遅発 高度	遷延 軽度	遷延 高度
心拍数基線にかかわらず	4	4	4	4	5	5	5	5

付記：
i. 用語の定義は日本産科婦人科学会55巻8月号周産期委員会報告による（末尾参照）。
ii. ここでサイナソイダルパターンと定義する波形はiの定義に加えて以下を満たすものとする
　①持続時間に関して10分以上。
　②滑らかなサインカーブとはshort term variabillityが消失もしくは著しく減少している。
　③一過性頻脈を伴わない。
iii. 一過性徐脈はそれぞれ軽度と高度に分類し，以下のものを高度，それ以外を軽度とする。
　◇遅発一過性徐脈：基線から最下点までの心拍数低下が15bpm以上
　◇変動一過性徐脈：最下点が70bpm未満で持続時間が30秒以上，または最下点が70bpm以上80bpm未満で持続時間が60秒以上
　◇遷延一過性徐脈：最下点が80bpm未満
iv. 一過性徐脈の開始は心拍数の下降が肉眼で明瞭に認識できる点とし，終了は基線と判定できる安定した心拍数の持続が始まる点とする。心拍数の最下点は一連の繋がりを持つ一過性徐脈の中の最も低い心拍数とするが，心拍数の下降の緩急を解読するときは最初のボトムを最下点として時間を計測する。

（日本産科婦人科学会/日本産科婦人科医会編：産婦人科診療ガイドライン-産科編2014. p.246, 247, 日本産科婦人科学会, 2014より引用）

> **Point**
> ❶肉眼的（主観的）に判読した波形を表に当てはめレベルを決定する
> ❷レベル分類は診断ツールではなく物差し（モノサシ）である。
> ❸肉眼的（主観的）に判読した波形を，モノサシに当てはめ表現してみよう

- 使い方は簡単だ。肉眼的（主観的）に判読した波形をこの表に当てはめ，レベルを割り出せばよい。正常脈，頻脈，徐脈によりスコアは変化し，基線細変動の減少・消失はより強いインパクトを与える[1]。
- この分類を診断と呼ぶ向きもあるが，それは正確ではない。診断（判断）はあくまで主観的に行うのである。そして，その結果をこのレベル分類という「モノサシ」に当てて表現するのである。
- このように解説すると，著者がレベル分類を否定していると感じる方もいるかもしれないが，そうではない。レベル分類を利用する価値はきわめて高い。それは次ページ以降をお読みいただければ，理解できるであろう。

3. 胎児心拍数波形のレベル分類

胎児心拍数波形のレベル分類に基づく対応と処置

胎児心拍数波形分類に基づく対応と処置（主に32週以降症例に関して）

波形レベル	対応と処置 医師	助産師**
1	A：経過観察	A：経過観察
2	A：経過観察 または B：監視の強化，保存的処置の施行および原因検索	A：経過観察 または B：連続監視，医師に報告する
3	B：監視の強化，保存的処置の施行および原因検索 または C：保存的処置の施行および原因検索，急速遂娩の準備	B：連続監視，医師に報告する または C：連続監視，医師の立ち会いを要請，急速遂娩の準備
4	C：保存的処置の施行および原因検索，急速遂娩の準備 または D：急速遂娩の実行，新生児蘇生の準備	C：連続監視，医師の立ち会いを要請，急速遂娩の準備 または D：急速遂娩の実行，新生児蘇生の準備
5	D：急速遂娩の実行，新生児蘇生の準備	D：急速遂娩の実行，新生児蘇生の準備

＜保存的処置の内容＞
一般的処置：体位変換，酸素投与，輸液，陣痛促進薬注入速度の調整・停止など
場合による処置：人工羊水注入，刺激による一過性頻脈の誘発，子宮収縮抑制薬の投与など
**：医療機関における助産師の対応と処置を示し，助産所におけるものではない

(日本産科婦人科学会/日本産婦人科医会編：産婦人科診療ガイドライン-産科編2014.
p.248，日本産科婦人科学会，2014より引用)

Point
❶ 胎児機能不全にはレベル3からレベル5まで，さまざまな程度がある
❷ 胎児機能不全の程度と施設機能に応じて，それぞれ対応が推奨されている
❸ 対応の標準化は医療レベルを向上する

- レベル分類で胎児機能不全と診断（判断）しても，「白以外」といっているにすぎず，薄いグレーから真っ黒まで，さまざまな状態が含まれる。そこで，この分類ではレベルに応じた対応を求めている[1]。
- 対応は施設機能に応じ，レベルごとに2段階（AとB）が設けられ，施設によっては，早めに準備や実際の対応をとるよう勧めている。これらは産婦人科診療ガイドラインはじめ助産業務ガイドラインにも収載されており，それぞれの職種における指針になっている。レベルごとの対応を標準化することは，わが国の医療レベルの向上に寄与する。

3. 胎児心拍数波形のレベル分類

テロリズム介入対策

テロリズム介入対策（米国国土安全保障省）

- レベル1　定期的な模擬訓練
- レベル2　警戒を呼びかけ，緊急マニュアルの再確認
- レベル3　警官配置数増加
- レベル4　イベント中止
- レベル5　特殊部隊派遣，交通ストップ

Point
❶分娩中の胎児の状態をすべて把握することができない
　（潜伏するテロリストの情報をすべて把握することができない）
❷胎児の置かれた背景や分娩進行状況でリスクが異なる
　（政情はじめ，イベント，曜日などでテロリズムのリスクは異なる）
❸分娩中の胎児管理は，テロリズムへの介入対策管理と似ている

- もともと米国の医療安全管理の領域で，この考え方が導入されたと聞く。季節により変わる感染症リスクなどが，政情により移ろうテロリズムリスクに類似するそうだ。
- その概念が，胎児管理に応用されている。わが国の5段階レベルは，まさにこの米国国土安全保障省の介入対策に合致している。
- レベル3では警察官（医師）投入，レベル4ではイベント（フリースタイル）中止，レベル5では特殊部隊派遣（麻酔科医，新生児科医投入）である。

III 低酸素状態の評価と対応

3. 胎児心拍数波形のレベル分類

胎児機能不全に対する一般処置の手順

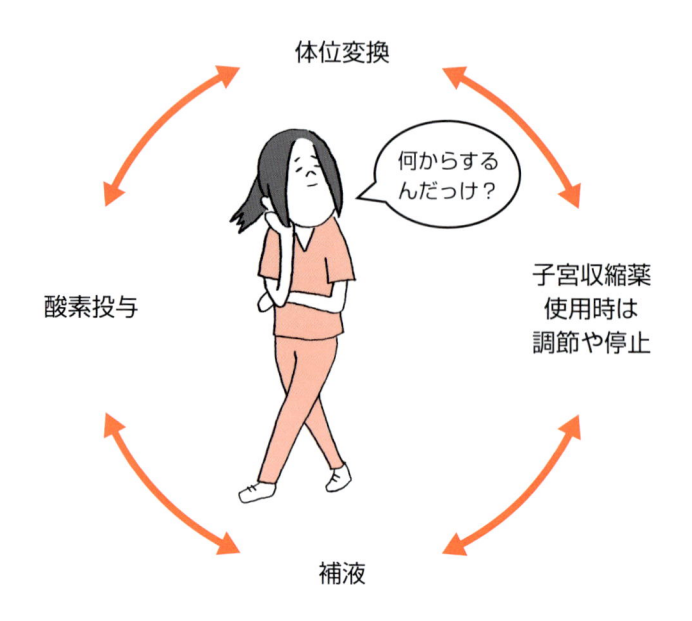

体位変換

何からするんだっけ？

酸素投与

子宮収縮薬使用時は調節や停止

補液

> **Point**
> ❶ レベル3では医師の立ち会いを要請する
> ❷ 体位変換，酸素投与，補液を行う

- まず，医師の立ち会いを要請し，体位変換，酸素投与，補液といった対応を行う。この対応の標準化はきわめて重要である。そこで，投入された警察官（医師）はどうするべきか，少し私見を述べる。
- 第1に体位変換を勧める。迅速に行うことができ効果も大きい。次は補液だ。低酸素状態にさらされた胎児が，求めるのは酸素と糖である。この2つにより生命維持のエネルギーは産生されている。酸素はもちろん重要だが，10L/分以上の酸素を投与しなければ，胎児には届かない。中途半端な酸素投与は何ら意味をなさない。一方，補液（ブドウ糖液）は一時的にせよ，胎盤血流量を増加させ，胎児に酸素と糖を供給する。
- まず医師に立会いを要請し，体位を変換し，点滴を全開でつなぎ，酸素マスクを用意する。このような手順はどうだろうか。

3. 胎児心拍数波形のレベル分類

胎児心拍数波形のレベル分類の有用性

```
┌─────────────────┐
│   再現性の向上   │
└─────────────────┘

┌─────────────────┐
│ 臨床的有用性の向上 │
└─────────────────┘

┌─────────────────────┐
│ コミュニケーションの向上 │
└─────────────────────┘
```

Point
1. レベル分類を用いることで再現性が向上する
2. レベル分類は臨床的有用性が高い
3. レベル分類はコミュニケーションツール（共通の言語）である

- 胎児心拍数波形のレベル分類は，検査それ自体の再現性を向上させ，胎児の予後改善に役立ち，臨床的有用性が高い。
- 再現性？　予後改善？　共通の言語？
- さて，どういうことかおわかりだろうか。これらを達成した心拍数波形のレベル分類の功績は大きい。

3. 胎児心拍数波形のレベル分類

再現性⁉

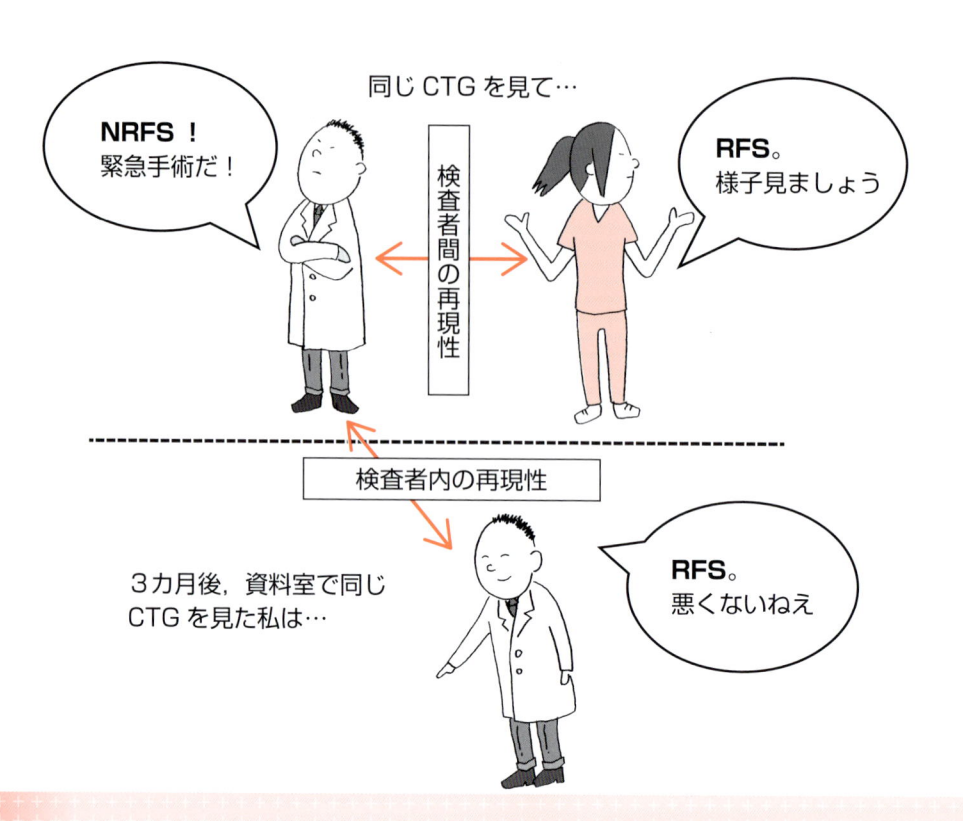

同じCTGを見て…

NRFS！緊急手術だ！

検査者間の再現性

RFS。様子見ましょう

検査者内の再現性

3カ月後，資料室で同じCTGを見た私は…

RFS。悪くないねぇ

Point
1. 検査は再現性が高くなければならない
2. 再現性には，検査者内の再現性と検査者間の再現性がある

- 再現性とは，科学実験などにおいて，所定の条件や手順の下で，同じ事象が繰り返し起こったり，観察されたりすることを指す。
- CTGのみならずすべての臨床検査にとって，検査者間と検査者内の再現性（異なる検査者が判読した場合の一致性と同一の検査者が一定期間を空けて2回判読した場合の一致性）を確保することは，重要な課題である。
- レベル分類の導入は，この難題を解決に近づけている。

3. 胎児心拍数波形のレベル分類

レベル分類は再現性を向上させる

重み付け κ 係数による再現性の検定

	同一検査者内の再現性	検査者間の再現性
主観的判断による波形判断	0.69	0.59
レベル分類による判断	0.77	0.7

> **Point**
> ❶ 主観的な波形判断は再現性が低い
> ❷ レベル分類で表現すると再現性は向上する

- 重み付けカッパー（κ）係数は再現性の指標である。係数が1に近ければ近いほど再現性は高い。実際，0.6以上なければ臨床上使用してはならないとされる。
- 表は筆者らが，主観的判断による分類とレベル分類による再現性を検討したものである[5]。分娩直前の約100例のCTGを2名の検査者で判読し，その一致率を検討したものが，検査者内の再現性である。また，同一の検査者（ちなみに著者）が判読後，3カ月を経て再度判読したものが，検査者内の再現性である。
- 主観的判断では，検査者間の一致率が臨床的に用いることができないぐらい低い。これを胎児心拍数波形のレベル分類に置き換えると，表のように重み付けκ係数は0.7を上回り，再現性が確保されることになる。

3. 胎児心拍数波形のレベル分類

レベル分類の臨床的有用性

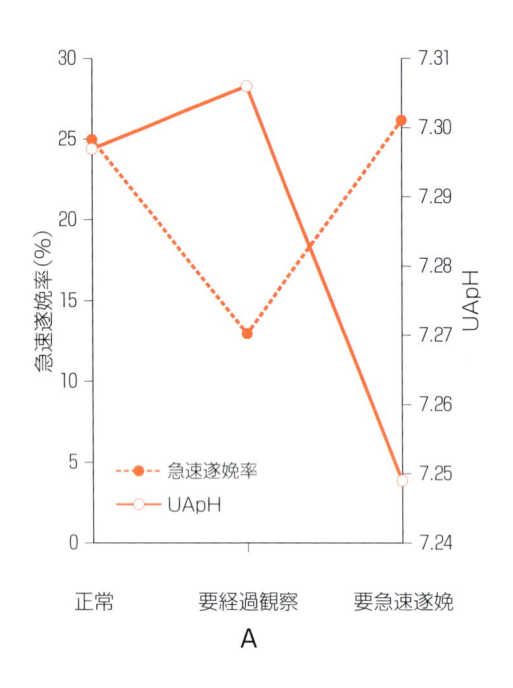

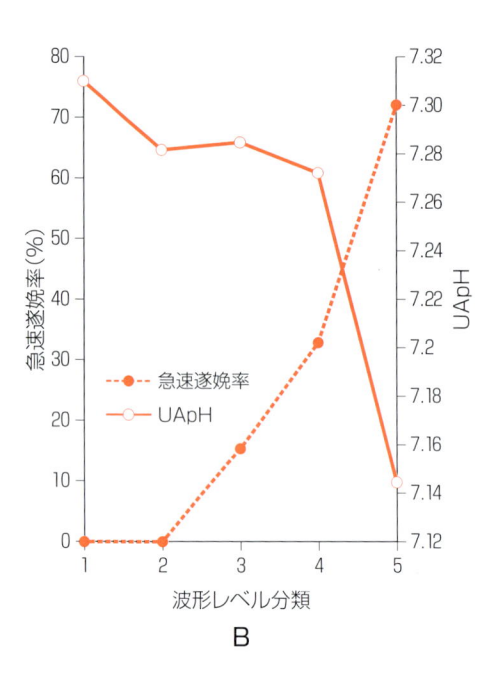

A

B

> **Point**
> ❶ 主観的判断は再現性が低く，臨床的な有用性も低い
> ❷ レベル分類は，再現性を向上させ，臨床的有用性も高い

- 前ページ（p.81）と同様の筆者らの検討[5]を示す。
- A図は主観的判断による分類と実際の現場の対応を比較したもので，検査者は分娩結果を見ずにCTGを，正常，要経過観察，要急速遂娩の3段階に分類している（横軸）。驚くことに，正常と判読したうち約25％は急速遂娩されており，急速遂娩が必要と判読したものでも約25％しか急速遂娩されていなかった。すなわち，判読者の解釈と現場の判断がまったく一致していないのである。
- 一方，B図は，同様のCTG判読をレベル分類に当てはめたものである。レベル1，2の症例で急速遂娩されたものはなく，レベルの増加に伴い急速遂娩率は増加した。また，レベル4までに医療介入することで，臍帯動脈血pHはおおむね保たれていた。
- したがって，レベル分類は主観的判断に比較し，再現性を向上させ，胎児の低酸素状態と密接に関連し，臨床的有用性も高い方法ということができる。

3. 胎児心拍数波形のレベル分類

レベル分類は共通の言語

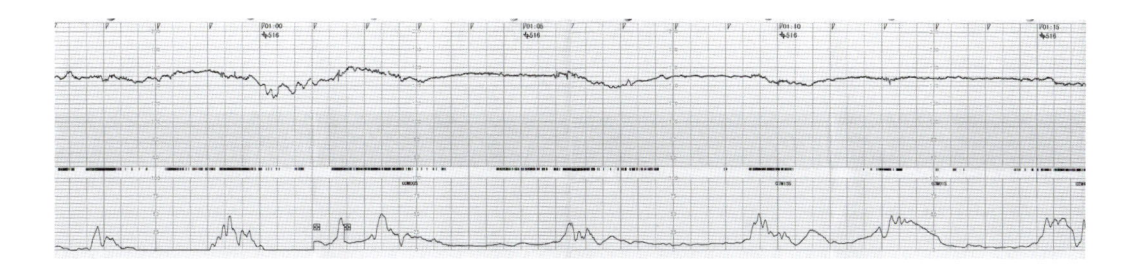

Ⅲ 低酸素状態の評価と対応

> **Point**
> ❶あなたは分娩室で深夜勤務をしている
> ❷今夜の担当医は，運悪く，月に1度しか当直しない寝起きの悪いN部長だ
> ❸37歳，初産婦。妊娠40週。夕刻，破水で入院したが，夜半から陣痛が開始した。現在のCTGを示す

● 異常心拍数波形に遭遇するのは誰にとっても，好ましくない。しかも，深夜勤務で当直はN部長である。しかし，モニターを見たあなたは，直ちに当直医に連絡する。電話の録音記録を以下に示す。
　　　　　　　……以下電話記録……
「先生。レートが出ていて，細変動が少なめです」
「うーん，じゃあ，モニターを長めに着けて，様子見てください」カチャッ。
「あっ，先生！　先生！」
● 寝ぼけて受話器を置くN部長の姿が眼に浮かぶ。
● 彼は後にこう叫ぶ。
「なぜもっと早く連絡しなかったんだ！　こんなになる前に言ってくれれば……」

レート = late = 遅発一過性徐脈

3. 胎児心拍数波形のレベル分類

レベル分類を有効に使う

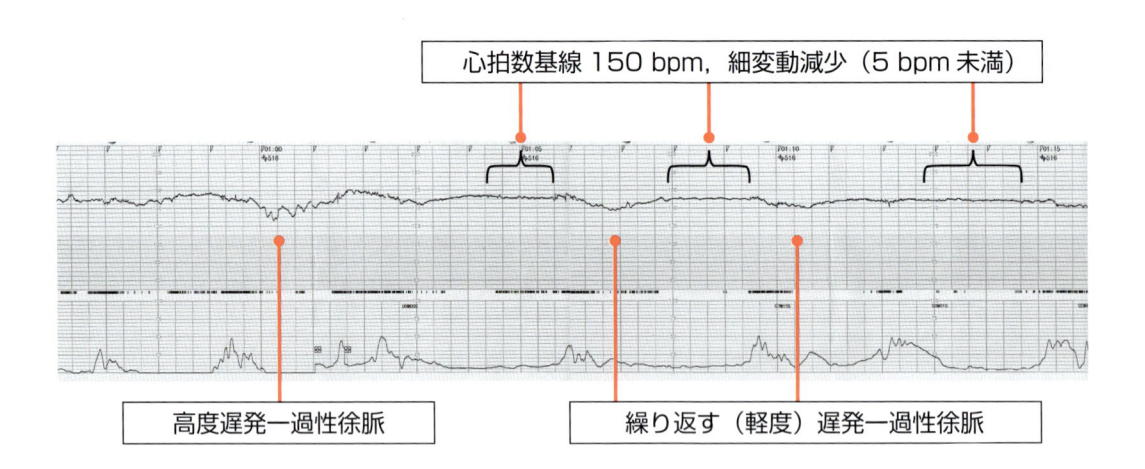

心拍数基線 150 bpm, 細変動減少（5 bpm 未満）

高度遅発一過性徐脈　　繰り返す（軽度）遅発一過性徐脈

Point
❶ もはや解説不要のモニターと思う
❷ CTG 後半, 波が静かになり, まさに嵐の前の静けさといえる

- 寝起きの悪い人間に, 話しかけるのは気が進まない. ましてやほんのわずかな会話で, 状況や意思をうまく伝えることは難しい. この問題を解決してくれるのが, 胎児心拍数波形のレベル分類である. 普段から, CTG 判読や手術室のスタッフなどとの緊急対応コードとして, 習慣的にレベル分類を用いておくことで状況は変わる.

　　　……以下想像される電話内容……
「先生. レートが繰り返し出ていて, 一部は高度で, レベル 3 です！　細変動も少なくて, レベル 4 です. 大至急来てください！」
「何！　レベル 4！　よし, すぐ行く！　体位変換, 補液, 酸素投与だ！　あっ, それからオペ室にも連絡！」カチャッ.

- 白いものが目立ちだした頭髪を振り乱し, 分娩室に飛び込んでくる N 部長の姿が眼に浮かぶ. レベル分類は, さまざまな職種でチーム医療を行う場合のコミュニケーションツール（共通言語）ということができる.

4. どんなときに使うか

分娩監視の方法は？

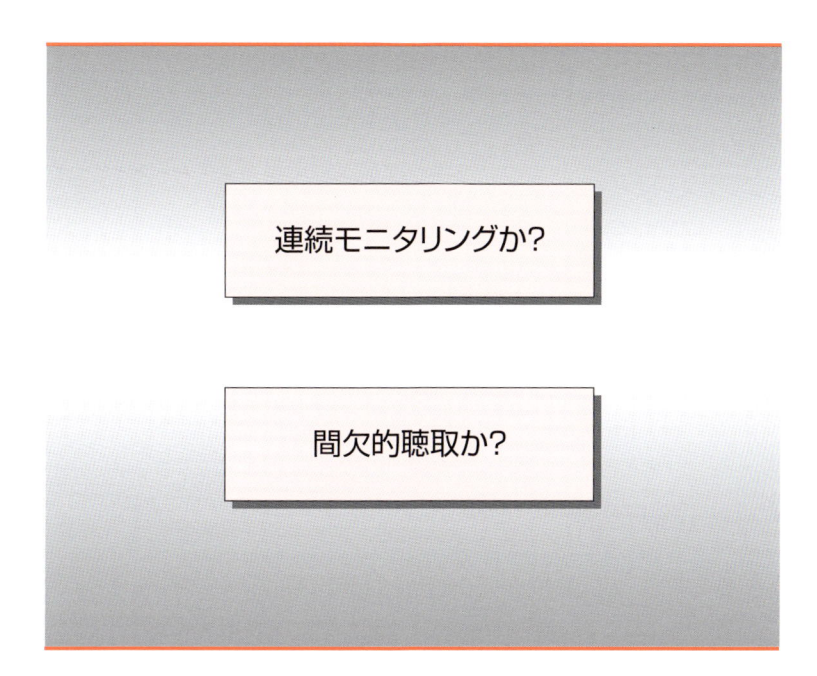

連続モニタリングか？

間欠的聴取か？

> **Point**
> ❶分娩第1期には分娩監視装置を一定時間（20分以上）使用する
> ❷正常胎児心拍数パターンであれば，その後6時間は間欠的心拍数聴取（15～90分ごと）でもよい

- 「産婦人科診療ガイドライン産科編2014」[1]では，妊婦が陣痛で入院した際のCTG装着を上記のように推奨している。これは，多くの研究から連続モニターは周産期死亡を減少させるが，帝王切開率や器械分娩を増加させ，周産期死亡率全体に影響を与えないとされているためである。
- ローリスク妊婦では入院時，20分間以上モニターを着けて異常がなければ，その後6時間程度は間欠的児心拍聴取でよいことになる。モニター装着は分娩中の妊婦の行動を制限し，決して快適なものではない。しかし，状況に応じCTGの有益性が，妊婦の快適性を上回ることもある。

Ⅲ 低酸素状態の評価と対応

4. どんなときに使うか

連続モニタリングが必要になるとき

> 間欠的聴取で徐脈，頻脈を認めたとき

> 破水，羊水混濁，血性羊水を認めたとき

> 母体・胎児に合併症があるとき

Point
❶ 快適な分娩は安全な分娩でなくてはならない
❷ 上記のサインを見逃すと，きわめて深刻な結果を招く恐れがある

- 間欠的聴取で心拍数に異常（徐脈・頻脈）がある場合は，当たり前だが，破水時や羊水の性状に異常があるときも，連続モニターが勧められる。
- また，母体や胎児に合併症がある場合も連続モニタリングが求められる。ガイドライン[1]では，母体側要因として，糖尿病合併，妊娠高血圧症候群などに加え，脳性麻痺，子癇などの既往症や子宮切開手術の既往を挙げている。同様に胎児側要因として体位異常，胎児発育不全，多胎妊娠，低置胎盤が挙げられる。
- 対象者の背景を見極め，連続モニタリングの必要性を検討していただきたい。

4. どんなときに使うか

何を疑うか？

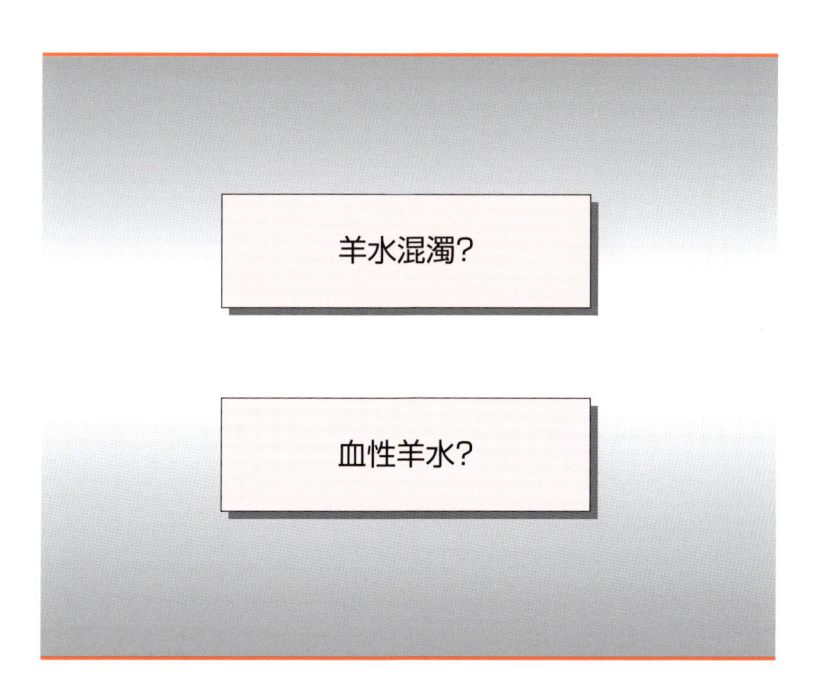

羊水混濁？

血性羊水？

> **Point**
> ❶ **羊水混濁**は圧変化に伴い発生する
> ❷ **血性羊水**では，**常位胎盤早期剥離**を想起しなければならない

- 羊水混濁は10％以上の胎児で観察され，38週以前では少なく，42週を超えると20〜30％に増加するとされる。かつて，羊水混濁は胎児機能不全の徴候とされていた。しかし，近年の研究から，必ずしも分娩中の低酸素状態に関連せず，生理的な成熟や，臍帯圧迫による迷走神経反射に関連すると推察されている。迷走神経刺激は腸管のぜん動運動を亢進させる。いずれにしろ，羊水混濁を見たときは，CTGで確認しておきたい。
- **血性羊水**は重篤な疾患のサインである可能性がある。もちろん，分娩中に頸管や腟壁に裂傷などが生じ，羊水に血液が混ざることがある。しかし，そうした産道異常がない場合は，常位胎盤早期剥離，子宮破裂，臍帯断裂など緊急対応を要する疾患が疑われ，モニター装着はもとより，至急医師にも診察を依頼すべきである。頻度からいえば，常位胎盤早期剥離を疑うべきだ（後述 p.126〜132参照）。

4. どんなときに使うか

CTGの限界

> 1. 健常であることは診断できるが，胎児機能不全と診断しても，しばしば胎児低酸素症になっていないことがある。
> 2. 胎児機能不全の状態と正常な状態が交互に起こることがある。
> 3. 胎児低酸素症を引き起こすような胎児機能不全が突然起こる。

Point
❶ CTGには限界がある
❷ 胎児が健常であることは判読できるが，どのくらい悪いか正確に判読できない
❸ 低酸素状態への胎児の対応も，必ずしも前述の順番で起こるとは限らない

- ここまで学んでいただき，「限界がある」は申し訳ないが，それが現実である。思いつくまま問題点を挙げたが，もっと言いたい方もいるであろう。
- 実際，本章に示した低酸素状態への胎児の対応のCTGでも，必ずしも例示した順番に所見が現れるわけではない。突然徐脈から出現することもあるし，繰り返す遅発一過性徐脈が改善することもある。しかし，これらの不安定性をよく理解したうえで評価を行わなくてはならない。
- また，CTGだけに固執してはいけない。妊婦や胎児の背景，分娩の進行状況，施設の機能，スタッフの力，すべてが揃って分娩は成功するのである。

4. どんなときに使うか

Are you ready ?

> Are you ready?

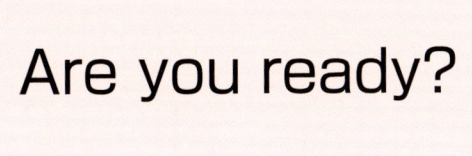

Point
- ❶ 圧受容器，化学受容器，自律神経機能は理解できた
- ❷ 胎児が健全であることは明確に判断できる
- ❸ 低酸素状態への胎児の対応を理解した
- ❹ 心拍数波形のレベル分類を使用できる
- ❺ CTGの限界を知っている

ここまで理解できれば，CLoCMiP® レベルⅡは修了である。
さあ，準備は完了した。本当の判読はこれからだ。あなたはもう準備ができていますか？

第Ⅳ章　CTGを判読する（応用編）

　第Ⅳ章は助産実践能力習熟段階（クリニカルラダー）® レベルⅢに対応している。レベルⅢでは，責任をもって妊産褥婦・新生児の助産実践ができ，助産外来，院内助産において個別性を考慮したケアを自律して提供できることが求められる。また，これら実践能力に加え，指導的な役割がとれることも認証要件として挙げられている。

　胎児の旅を見守る準備は完了した。いよいよ航海に出よう。ときに強い風やうねりに遭遇し，方向を見失うこともあろう。しかし，すでに羅針盤となる基礎知識は身についているはずである。

　ここからのCTGには，判断に迷うものや，意見の分かれるものが含まれる。しかし，それが実際である。一つひとつのモニターを目に焼きつけ，各自の経験として積み重ねておくことが大切だ。

　第Ⅳ章が理解できればCLoCMiP® レベルⅢ到達である。繰り返し経験することで，知識はより定着し，実践能力を確かなものにしていくのである。

1. 判読に注意を要する一過性徐脈

判読してください

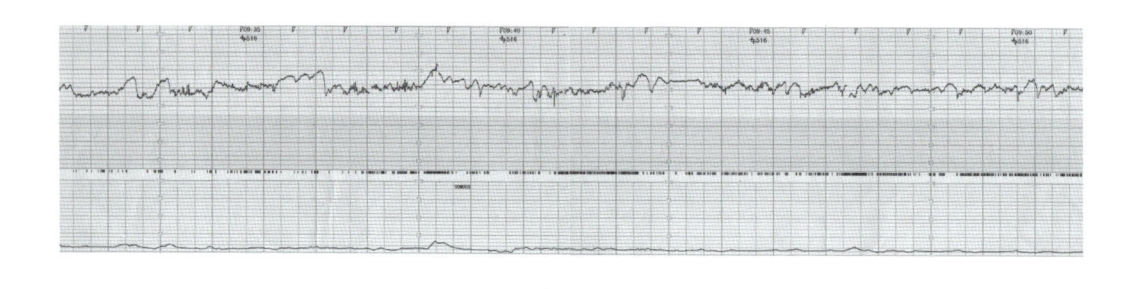

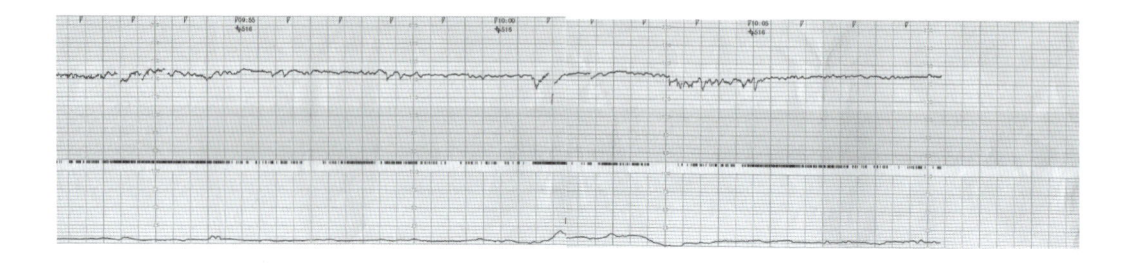

> **Point**
> ❶ 34歳，初産婦。妊娠40週，産徴にて受診した
> ❷ 外来での40分間のCTGである
> ❸ このCTGの問題点は？　対応は？

1. 判読に注意を要する一過性徐脈

単発する軽度遅発一過性徐脈

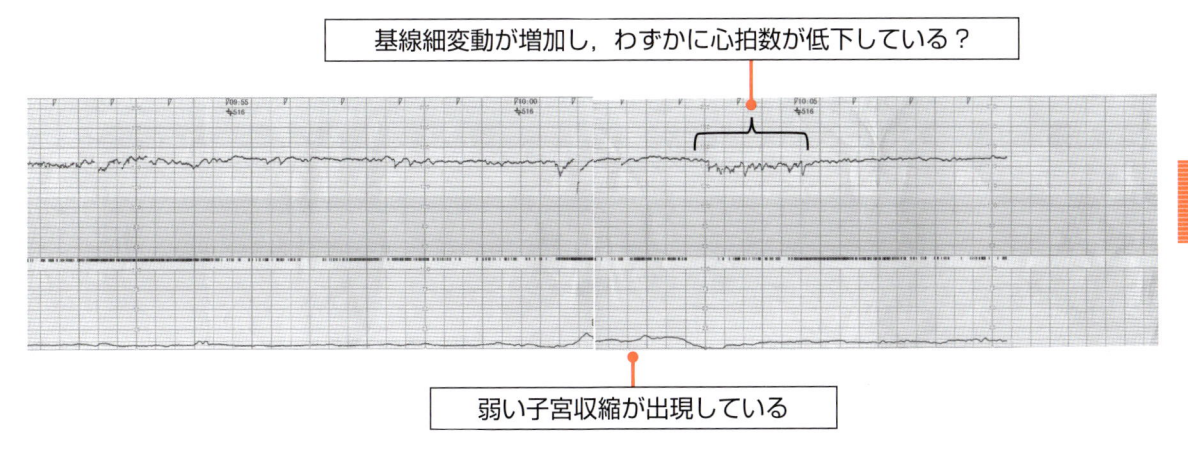

基線細変動が増加し，わずかに心拍数が低下している？

弱い子宮収縮が出現している

Point

❶ 心拍数基線は145bpmの正常脈，基線細変動は10〜15bpmで中等度
❷ 前ページ上段では一過性頻脈を認め，胎児は健常と判読できる
❸ 装着35分ごろ，弱い子宮収縮とそれに伴う基線細変動の増加が観察される
❹ 同部を心拍数の低下と判読すれば，子宮収縮に遅れて出現した軽度遅発一過性徐脈である（レベル3）

- これを遅発一過性徐脈と判読することに，抵抗がある読者がいるかもしれない。かつて，筆者もそうであった。しかし，産科医療補償制度の原因分析委員会に参加し，多くの脳性麻痺事例のCTGを検討していくうち，同様の波形にしばしば遭遇するのである。もちろん，この波形だけで障害が発生するわけではないが，後に出現する深刻な状態の予兆なのである。
- 「基線細変動は一過性変動のない部分で判読する」ことが，原則であることを思い出していただきたい。**徐脈部分では基線細変動が増加する**傾向があるためである。仮に心拍数が低下していなかったとしても，子宮収縮に遅れて，遅発一過性徐脈が出現する場所で，基線細変動が増加するなど胎児のstatusに変動があれば，何かが起こり始めているのである。

1. 判読に注意を要する一過性徐脈

入院後のCTG

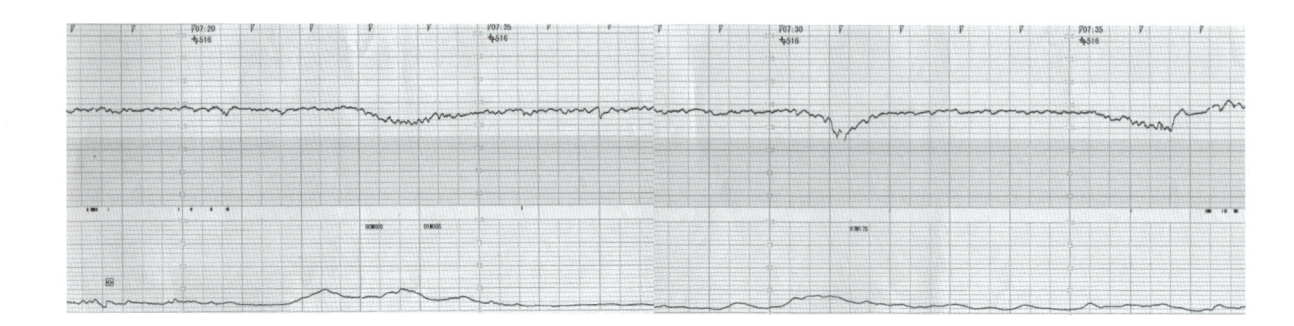

> **Point**
> ❶ 助産師から帰宅させる旨を告げられた医師は、子宮収縮に引き続く波形が気になり、入院管理としてモニタリング継続を指示した
> ❷ 入院後のCTGでは、基線細変動は5〜6bpmと減少気味で、軽度遅発一過性徐脈が連続し出現していた

- このCTGは基線細変動を減少としてもレベル3に止まる。この場合、筆者の施設ではcontraction stress test（CST）を行うことが多い。しかし、この症例では、初産婦で子宮口が閉鎖しており、インフォームドコンセントの結果、帝王切開分娩が選択され、3,016gの女児（アプガースコア1分9点/5分9点、pH7.38）であった。
- 陣痛発来を主訴に来院しても、前駆陣痛と判断し、妊婦を帰宅させることがある。もし、前駆陣痛として、この症例を帰宅させていたらどうなっていたであろうか。数日後、胎動の消失を訴え再来したかもしれない……。
- 手がかりはほんの些細なところにある。ちなみに、筆者の医局では本症例のような「心拍数の変動はわずかで、基線細変動が増加しているだけの波形」を、見つけた医師の名にちなみ"HARADAの波"と呼んでいる。もちろん正式名称ではないが。

1. 判読に注意を要する一過性徐脈

徐脈部分で基線細変動は増加（変化）する

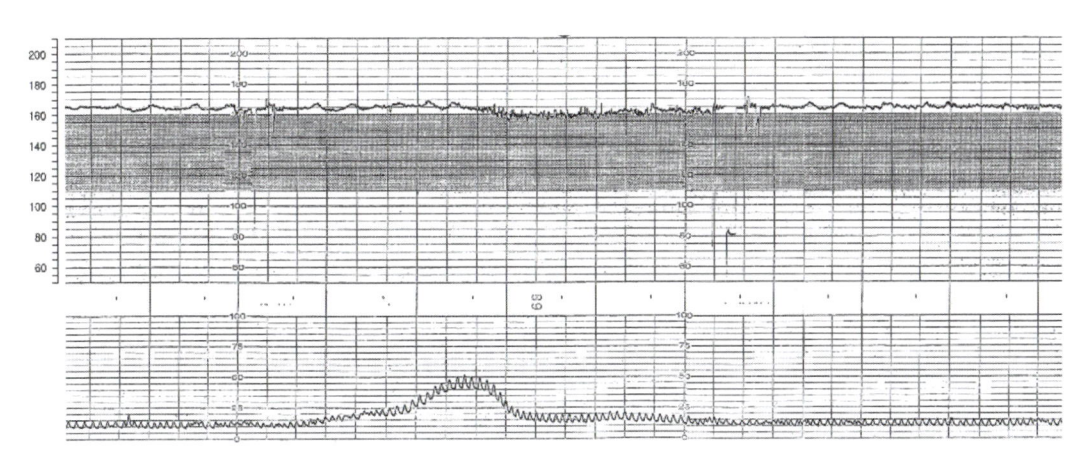

（産科医療補償制度胎児心拍数モニターに関するワーキンググループ.脳性麻痺事例の胎児心拍数陣痛図（波形パターンの判読と注意点）.2014.公益財団法人日本医療機能評価機構より引用）

Point

❶ 脳性麻痺の事例である
❷ 心拍数基線は165bpmの頻脈，基線細変動は5bpmで減少し，軽度遅発一過性徐脈が出現している（レベル4）
❸ 徐脈部分では基線細変動が増加（変化）している

- こうした軽微な遅発一過性徐脈は，脳性麻痺事例にも散見される。日本医療機能評価機構胎児心拍数モニターに関するワーキンググループでは，これらを「注意を要する胎児心拍数パターン」として紹介している[4]。
- 前ページの筆者らの症例と比較すると，頻脈で細変動も明らかに減少しており状態は悪い（レベル4）。しかし，心拍数の変動はわずかで，徐脈部分の基線細変動が増加（変化）しているだけにも見える。

1. 判読に注意を要する一過性徐脈

徐脈部分で基線細変動は増加（変化）する（その2）

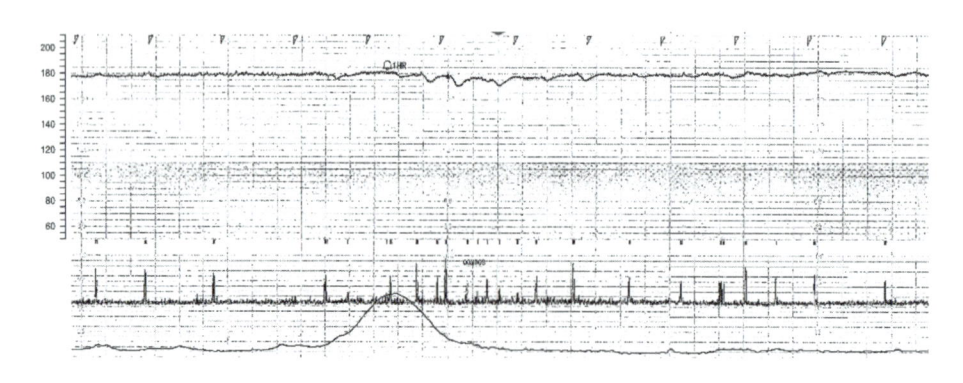

（産科医療補償制度胎児心拍数モニターに関するワーキンググループ．脳性麻痺事例の胎児心拍数陣痛図（波形パターンの判読と注意点）．2014．公益財団法人日本医療機能評価機構より引用）

> **Point**
> ❶ 脳性麻痺の事例である
> ❷ 心拍数基線は175bpmの頻脈，基線細変動は5bpm未満で減少している
> ❸ 徐脈はないが，遅発一過性徐脈の出現するあたりで，基線細変動が振幅を増している

- このCTGでは，さらに心拍数基線の変動が不明瞭で一過性徐脈と判読できない。
- 頻脈と基線細変動の減少で，レベル3となるが，基線細変動の変動部分を遅発一過性徐脈と判読すればレベル4で，対応は異なる。
- いずれと判読しても，監視の強化が必要で，予断を許さない状態である。仮に心拍数が減少しなくても，心拍数基線の変動は直前の子宮収縮に対する胎児のstatusの変化を示している。
- この症例も，この後より深刻な波形が出現し，脳性麻痺を発症している。"HARADAの波"（p.94）は要注意なのである。

1. 判読に注意を要する一過性徐脈

判読しづらい遅発一過性徐脈

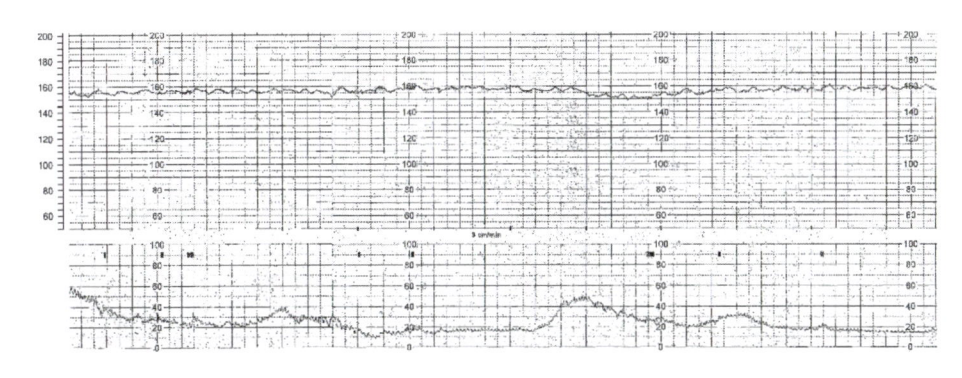

(産科医療補償制度胎児心拍数モニターに関するワーキンググループ.脳性麻痺事例の胎児心拍数陣痛図（波形パターンの判読と注意点）.2014.公益財団法人日本医療機能評価機構より引用)

Point
① 脳性麻痺の事例である
② 心拍数基線は155bpmの正常脈，基線細変動は5bpmで減少し，軽度遅発一過性徐脈が出現している（レベル3）
③ サイナソイダルパターン様の非典型的な波形で判読しづらい

- 前項（p.95, 96）同様，「注意を要する胎児心拍パターン編」で紹介されている遅発一過性徐脈である[4]。
- よく見ると基線が周期的に変動し，サイナソイダルパターン様である。サイナソイダルパターンは1分間に2～6サイクルで振幅は平均5～15bpmと定義されるため（第Ⅱ章p.56参照），典型的なものにはあたらないが，何かおかしいと感じて欲しい。
- また，この非典型的な波形が一過性徐脈をマスクし，判読を難しくしている。前ページのモニター同様，注意深い観察が求められる。

2. 判読に注意を要する心拍数基線

医師との合同カンファレンスで呈示されたCTG 判読してください

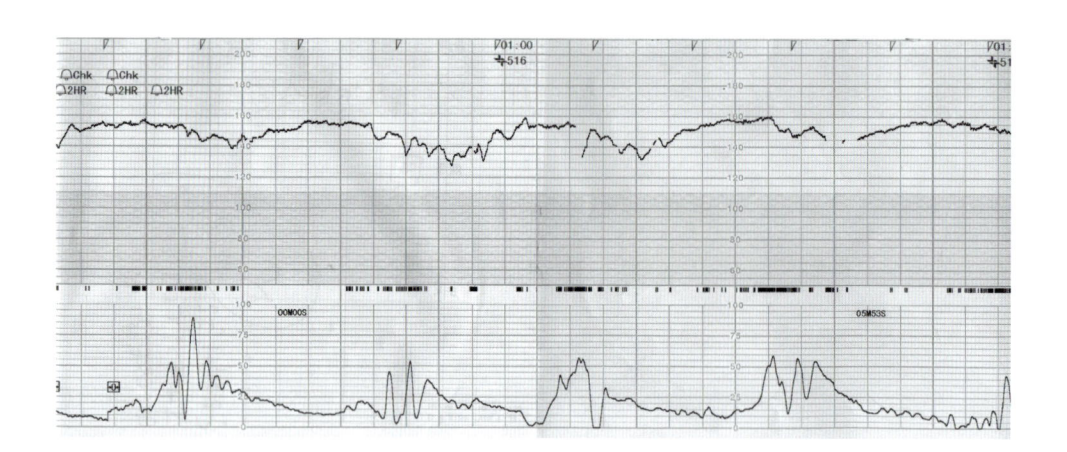

Point
❶ NRFSで緊急帝王切開になった症例の分娩直前のCTGである
❷ この波形パターンはしばしば誤読される
❸ 何をどう読み間違えるか指摘できるか？

- 筆者の施設では、医師と助産師（集まれるだけ全員）で、毎週NRFSと判読されたものや判読が難しいCTGのカンファレンスを行っている。これはNRFSで緊急帝王切開になった症例のCTGである。
- この心拍数波形は低酸素状態でしばしば出現する。しかし、ときにそのサインを誤読し、脳性麻痺に至るまで、放置されることがある。何をどう読み間違えるか、またどうしたらそのような過ちを起こさないようにできるか、指摘できるか？
- ちなみにp.64〜67と同一症例の販売員のCTGである。

NRFS；
non-reassuring fetal status
＝胎児機能不全

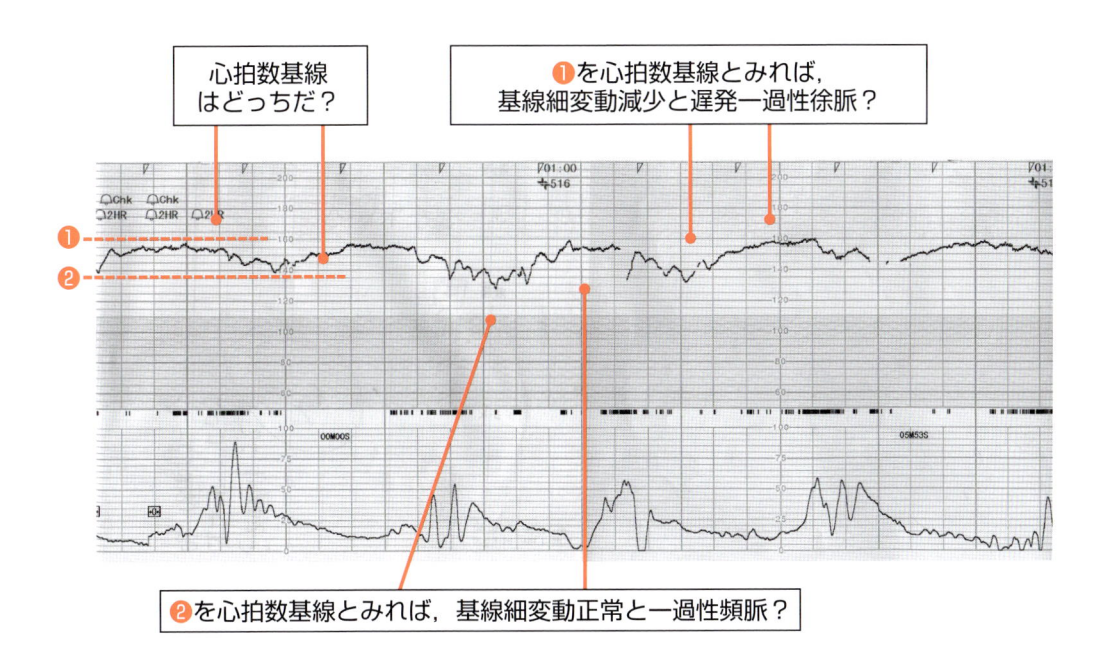

2. 判読に注意を要する心拍数基線

基線はどっちだ？

心拍数基線はどっちだ？

❶を心拍数基線とみれば，基線細変動減少と遅発一過性徐脈？

❷を心拍数基線とみれば，基線細変動正常と一過性頻脈？

Point
❶心拍数基線の変動がない部分が2分間以上なく，心拍数基線とその細変動を確認しづらい
❷基線を❶ととれば，一過性徐脈と基線細変動減少
❸基線を❷ととれば，一過性頻脈と基線細変動は正常範囲となる

- カンファレンス中，新人助産師に質問された。「基線って，どこですか？」
- それまで，高度遅発一過性徐脈と基線細変動減少でレベル4と見えていたCTGが一変する。正常な基線細変動と繰り返す一過性頻脈である。
- さて，このようにCTGを断片的にみると，基線が評価しづらい波形にしばしば遭遇する。もし，現場で先輩や医師が「基線は❷に決まっている」と言い出したら，どうすればよいのか。
- 連続する一過性変動で，基線が読み取りづらいときの解決方法は2つある。

2. 判読に注意を要する心拍数基線

2つの解決策

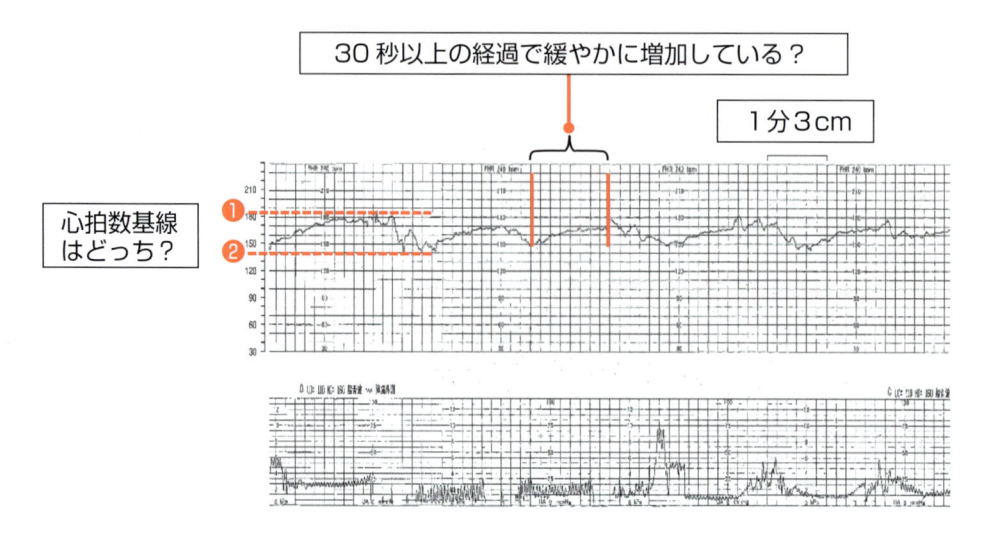

30秒以上の経過で緩やかに増加している？

1分3cm

心拍数基線はどっち？

❶
❷

（産科医療補償制度胎児心拍数モニターに関するワーキンググループ．脳性麻痺事例の胎児心拍数陣痛図（波形パターンの判読と注意点）．2014．公益財団法人日本医療機能評価機構より引用）

> **Point**
> ❶脳性麻痺の事例である
> ❷基線を予測する方法は2つある
> ❸過去のCTGを振り返ることと，一過性頻脈の特徴を思い出すことだ

- まず，このCTG波形が出現する直前のモニター記録があれば，必ず振り返る（reviewする）。この波形が一過性徐脈であれば，それ以前から少しずつ頻脈になってきていたかもしれない。直前の基線を確認し，その変化を比較する。
- reviewできない場合は，一過性頻脈の特徴を思い出す。特徴は15秒以上2分未満の15bpm以上の心拍数増加が**比較的急速**に起こることである。比較的急速とは，**開始から30秒未満で，15bpm以上増加する**ことである（第Ⅱ章p.19参照）。
- この特徴に照らせば，この症例や前項（p.98, 99）のカンファレンスの症例は明らかに30秒以上の経過をたどり，**緩やかに心拍数が増加しており，胎児の一過性頻脈**ということはできない。心拍数基線は❶と判断するべきだ。
- このCTGでは，現場の医師と助産師は一過性頻脈と判断し，経過を観察し，結果，脳性麻痺が発症している[4]。

2. 判読に注意を要する心拍数基線

基線細変動の増加？

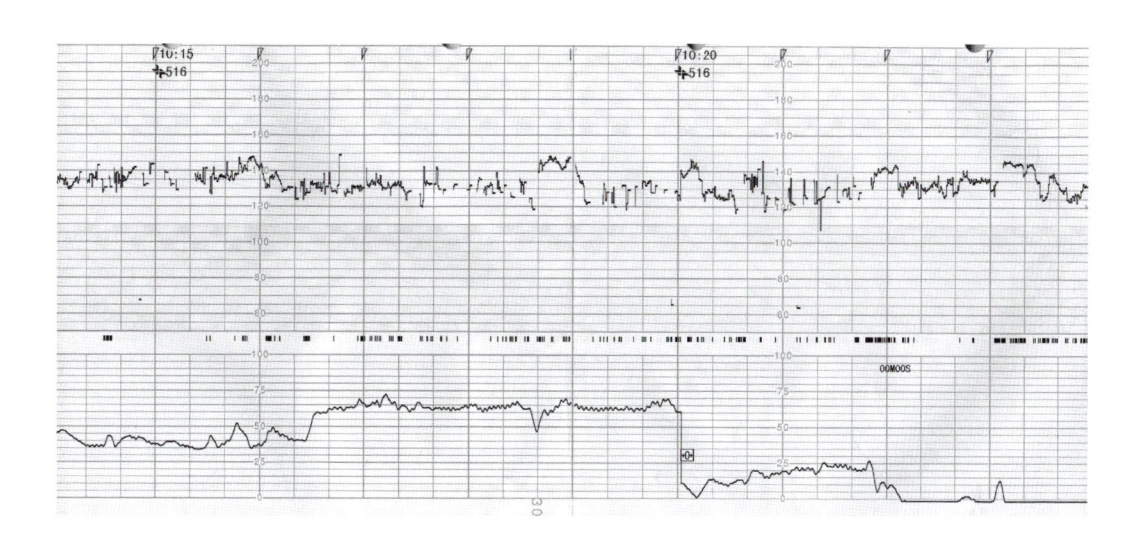

> **Point**
> ❶妊娠20週台の基線細変動は小さく，妊娠週数の進行に伴い増加する
> ❷胎動により基線細変動は増加する
> ❸妊娠40週のCTGで基線細変動が増加しているが，何か変である

- このCTGは第Ⅱ章で一度紹介した（p.13 B図参照）。生理的な基線細変動の増加ではなく，プローブの装着不良によるものである。基線細変動の記録がシャープではなく，**インクが滲んだように**記されている。また，この症例では子宮収縮の記録が悪く，判読できない。
- プローブの装着を確かめて，モニタリングを続けてほしい。

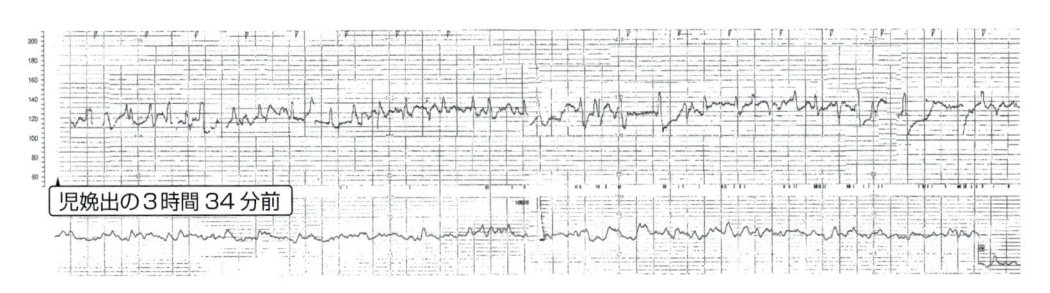

2. 判読に注意を要する心拍数基線

悪質な基線細変動の増加

チェックマークパターン（✓）

児娩出の3時間34分前

(産科医療補償制度胎児心拍数モニターに関するワーキンググループ.脳性麻痺事例の胎児心拍数陣痛図（波形パターンの判読と注意点）.2014.公益財団法人日本医療機能評価機構より引用)

> **Point**
> ❶ 脳性麻痺の事例である
> ❷ チェックマークパターンと呼ばれる基線細変動の増加である
> ❸ 低酸素状態に対する，胎児のあえぎ様呼吸運動が反映された波形

- 低酸素ストレスに対し，胎児はあえぎ様の呼吸運動をすることがある。その呼吸様運動が，反映された波形が"**チェックマークパターン**"といわれている[4]。呼吸運動による肺への急速な羊水の流入や流出は，圧受容器を刺激すると推察される。心電図のQRS波形のごとく，鋭く上下に変動することが特徴である。いわゆるチェックボックスをマークする形に類似する（✓）。まさに，悪質な基線細変動の増加である。
- 臨床上，遭遇することはまれだが，出現すれば胎児がきわめて重篤な低酸素状況にある可能性を想起しなければならない。判読に迷ったら，CTGを継続することである。

2. 判読に注意を要する心拍数基線

判読してください

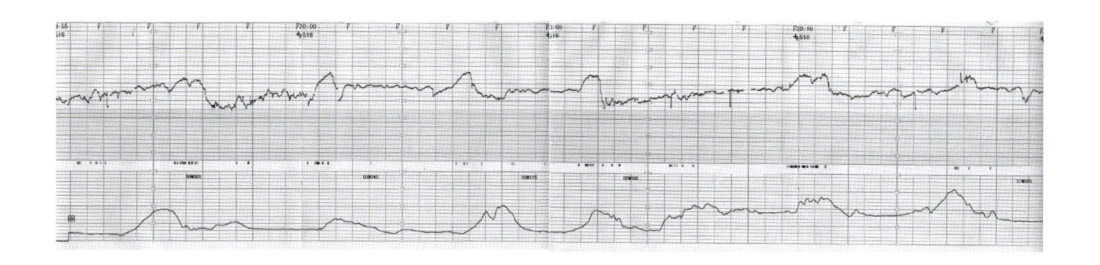

> **Point**
> ❶ 30歳，初産婦。陣痛開始4時間を経過し，子宮口3cm時点のCTGである
> ❷ トイレに行き，モニターをはずした

帰室後のモニター

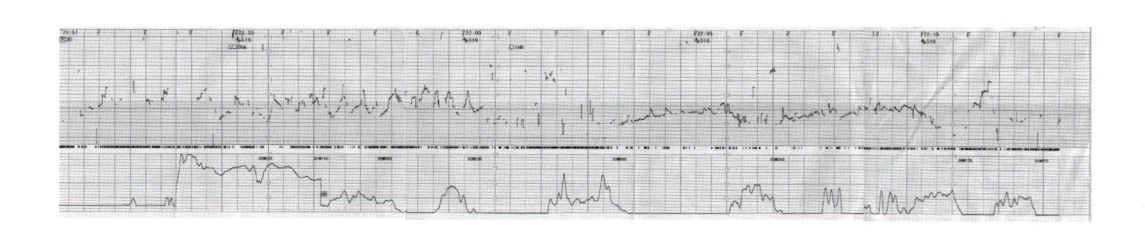

> **Point**
> ❶ 帰室後（36分後）再装着したCTGを示す。何が起こったのか？
> ❷ このCTGは2つの重要なことを教えてくれる

Ⅳ　CTGを判読する（応用編）

2. 判読に注意を要する心拍数基線

別人のCTG？

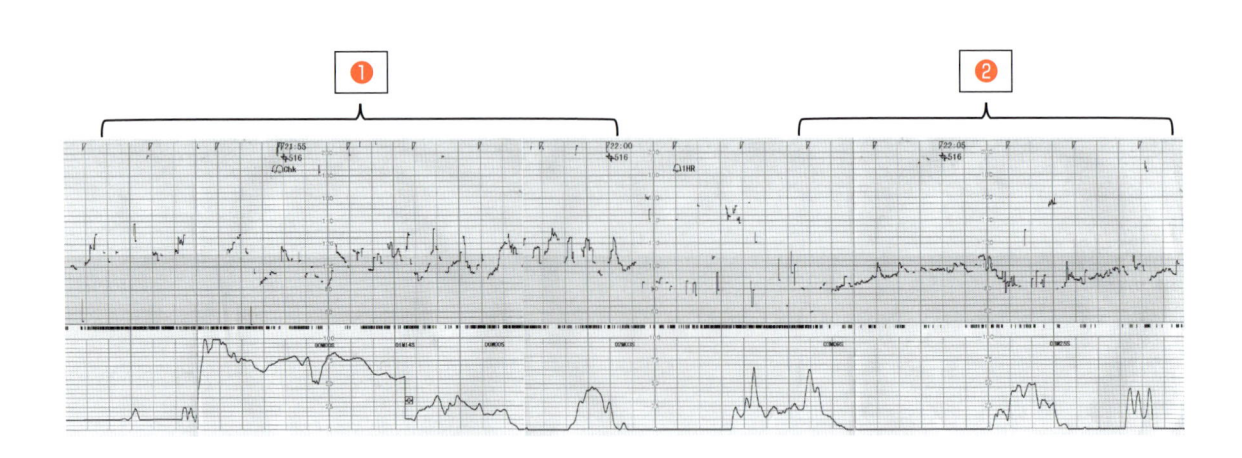

> **Point**
> ❶内診したところ子宮口は全開大し，児頭は排臨していた
> ❷❶部分の心拍数は100bpmの徐脈，基線細変動は26〜30bpmで増加している
> ❸❷部分の心拍数は80〜90bpmの徐脈，基線細変動は10bpmで中等度である
> ❹❶と❷は別人の心拍数記録である

- 近年，フリードマン曲線が見直されている。子宮口4〜5cmからより急峻な加速期を経て，一気に全開大に至ることが報告されている。初産婦で子宮口3cmであれば，通常，トイレや歩行は問題ない。しかし，ときにこの症例のように急速に分娩が進行することがある。トイレに行きたくなったのはその徴候であるのかもしれない。
- トイレに行く前と後では，同じ助産師がモニターを装着している。直前の記憶をたどり，同じ位置にプローブを装着したとすればどうだろう。児は分娩の進行とともに下降する。心拍聴取の位置がずれる可能性がある。現に❶は**インクが滲んだようで**装着不良を思わせる。
- しかし，それだけではない。❶と❷では基線や基線細変動がまったく異なる。❶は母体心拍の混入の可能性がある。

2. 判読に注意を要する心拍数基線

pH6.97の理由（わけ）

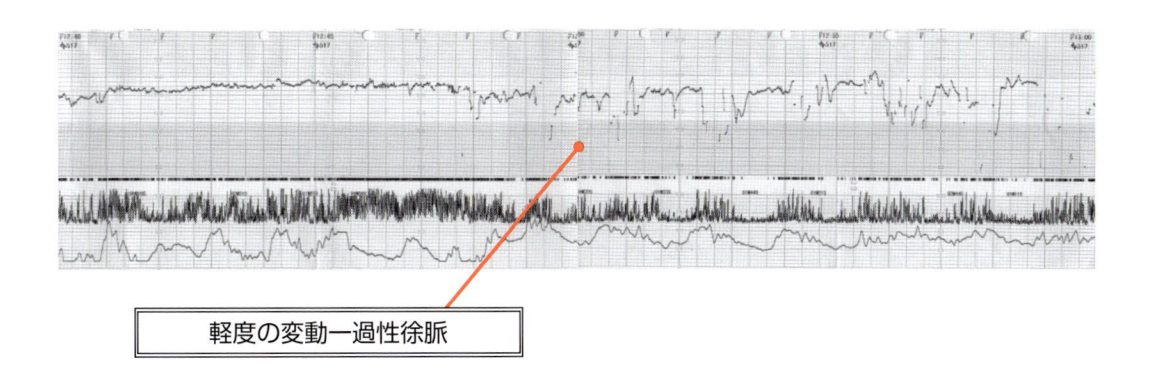

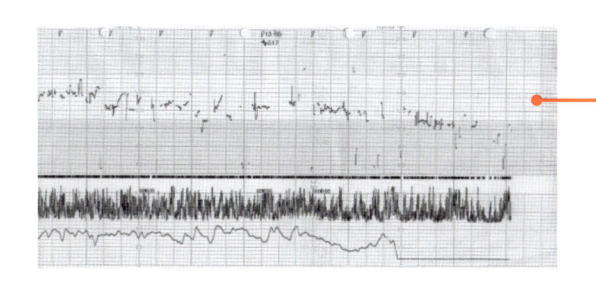

軽度の変動一過性徐脈

自然分娩3638g男児
アプガースコア 1分7点／5分9点
pH 6.97

Point
❶ 33歳，1回経産婦。妊娠38週，分娩終了までのCTGである
❷ 分娩20分前あたりから軽度変動一過性徐脈が出現している
❸ 分娩10分前から**インクが滲んだような**記録になり，心拍数基線が徐々に低下している
❹ 臍帯動脈血のpH6.97を説明できるか？

- しばしば，分娩の間際には，この程度の変動一過性徐脈や心拍数の低下が出現する。分娩が良好に進行していれば，医療介入することはない。
- この症例もそのはずであった。しかし，臍帯動脈血 pH は 6.97 ときわめて低値で，現場は驚愕した。さまざま検証したが，ガス分析装置の異常や採血時の不手際はないようだ。
- 答えは，このCTGの中にある。

Ⅳ CTGを判読する（応用編）

2. 判読に注意を要する心拍数基線

100％母体心拍の混入

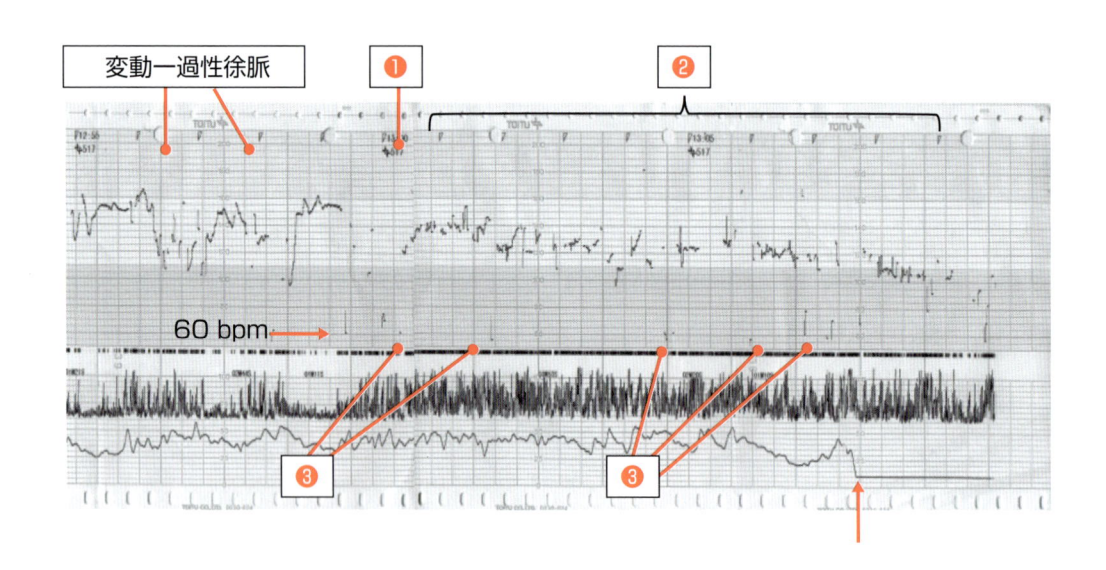

Point
- ❶前ページと同じCTGの最後の部分を示す
- ❷心拍数基線は150bpmで，軽度の変動一過性徐脈が出現していたが，❶部分で，基線が130〜140bpmにシフトしている
- ❸同時に基線細変動も**インクが滲んだように**不明瞭な増加を呈している（❷）

- 記録の後半に向け心拍数は減少し，出産を迎える。胎児に大きなストレスが加わるCTGとはいいがたいが，臍帯動脈血のpHはきわめて低い。
- さて，解答だが，後半の波形（❷）は100％母体心拍の記録である。児の出生時刻は図中の（↑）印で，収縮記録もフラットになり，出生後約2分間同様の心拍が記録されている。したがって，この波形は胎児のものではない。分娩の進行とともに胎児が下降し，心拍を聴取する位置がずれたのである。では，胎児心拍はどうであったか。もちろん正しい記録がなく，判然としないが，図中❸の箇所に散見される60bpmあたりのノイズが，そうであったのかもしれない。軽度の変動一過性徐脈の後，出産までの10分間，高度な徐脈に陥っていたとすれば，pH 6.97を説明することができる。しかし，現場はそれに気付かず静観するしかなかったのである。

2. 判読に注意を要する心拍数基線

母体心拍数図（？）の特徴

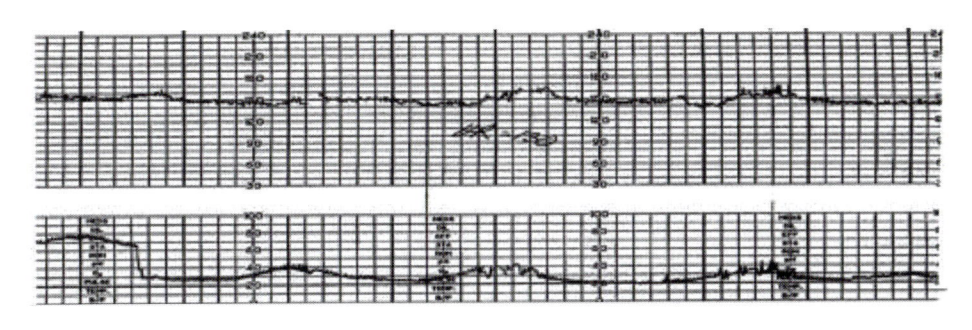

(Michelle L. Murray. Maternal or Fetal Heart Rate? Avoiding Intrapartum Misidentification. JOGNN, 33, 93-104; 2004. より引用)

> **Point**
> ❶ インクが滲んだような基線細変動の増加
> ❷ **母体心拍数は陣痛に伴い増加し，緩やかで大きな一過性頻脈が出現する**

- 前項（p.105, 106）の症例では出産直前の母体心拍混入であったため，大事には至らなかった。しかし，母体心拍の混入は分娩経過中いずれの時期にも起こりうるため十分注意してほしい。基本的に胎児心拍数基線は突然スキップして移動せず，連続性をもって変化する。また，インクが滲んだような基線細変動は装着不良か母体心拍の混入である。
- 母体心拍数は陣痛に伴い増加する。これは収縮の痛み刺激が母体の交感神経系を刺激するためで，子宮収縮に合わせた**緩やかで大きな一過性頻脈**が出現するのが特徴である。分娩第2期では痛みや疲労により，母体心拍数も胎児心拍数並みに頻脈になっている。
- これらの波形が観察された場合は，母体の脈拍を計り，CTGに記録される心拍数と比較し，胎児か母体のいずれであるかを判断し，プローブの位置を修正しなければならない。

Ⅳ　CTGを判読する（応用編）

2. 判読に注意を要する心拍数基線

何人分の心拍数図？？

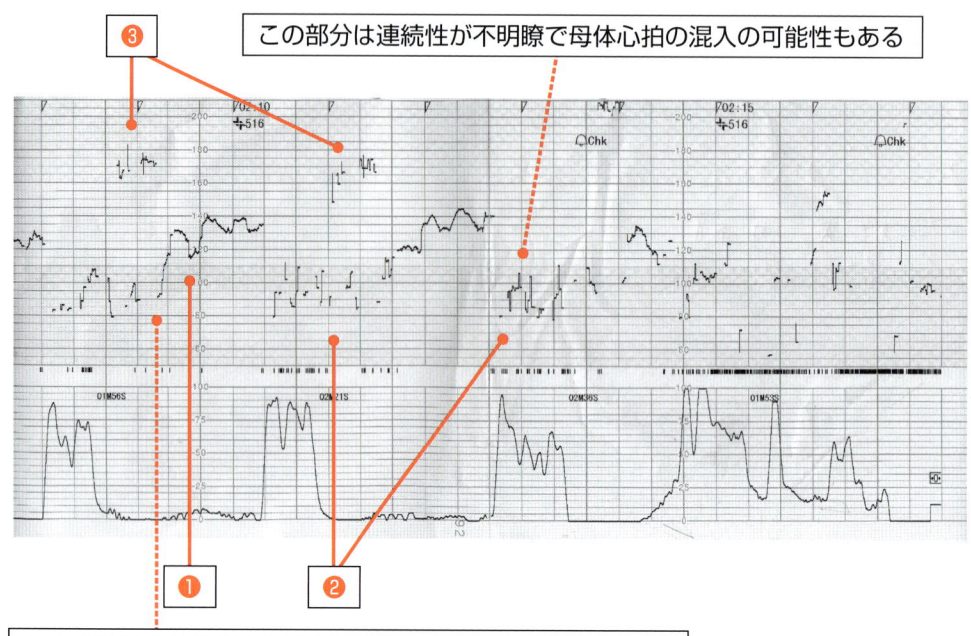

❸ この部分は連続性が不明瞭で母体心拍の混入の可能性もある

❶ ❷

この部分は連続性があり胎児の変動一過性徐脈と判読できる

Point
- ❶ 22歳初産婦，分娩第2期のCTGである
- ❷ ❶部分は胎児心拍数
- ❸ ❷部分は変動一過性徐脈か母体心拍数
- ❹ ❸部分は？

- 直前のCTG所見（示していない）からも，❶部分は胎児心拍である。❷部分は一過性徐脈のようにも見えるが，連続性がなく心拍基線が突然スキップし，かつインクが滲んだように基線細変動が増加し，母体心拍記録とも読める。
- では，❸部分は誰の心拍数であろうか。❷部分の心拍数はおよそ85bpmで，❸部分は190bpmとその2倍である。いわゆる**ダブルカウント（ダブリング）**と呼ばれるもので，1心拍が2回カウントされている可能性が高い。
- 分娩第2期で痛みが強く，頻回な体位変換によりプローブが頻繁にずれているようである。もし，プローブの移動だけで正しく胎児心拍が聴取できなければ，超音波検査で心臓の位置を確認し修正していただきたい。

2. 判読に注意を要する心拍数基線

心拍数基線がスキップしている場合は以下を考慮する

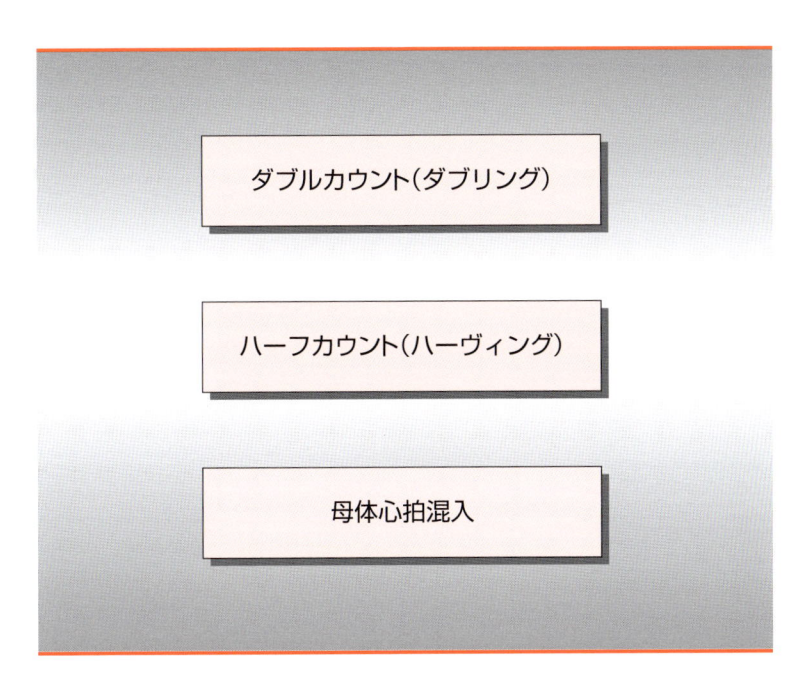

```
ダブルカウント(ダブリング)

ハーフカウント(ハーヴィング)

母体心拍混入
```

Point
❶ ダブルカウント（ダブリング）は，胎児心拍のみならず母体心拍でも出現する
❷ ダブリングには，胎児心拍と母体心拍が重なりカウントされることもある
❸ ハーフカウント（ハーヴィング）は，180bpm以上の頻脈で観察されることがある

- 心拍数が突然スキップしている場合，この3つを思い出してもらいたい。ダブルカウントの反対に胎児心拍数が頻脈になっていると，2心拍が1つにカウントされることもある（ハーフカウント）。わかりやすいCTGを示すことができないが，十分，注意していただきたい。
- いずれにしろ，同一の心臓から正しく聴取された心拍数図はスキップすることはない。正しくプローブを置き，CTGモニタリングを行うことが肝要である。

3. 胎児予備能力の評価

胎児の予備能力は？

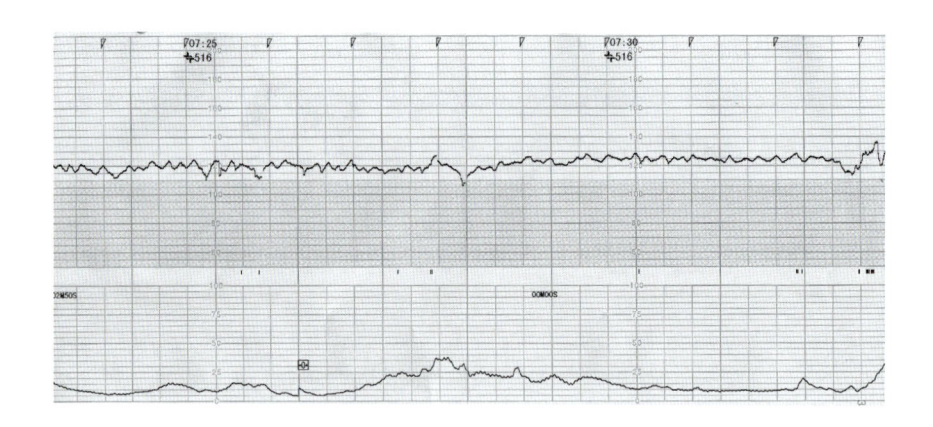

> **Point**
> ❶ 41歳，初産婦。妊娠41週，予定日を経過し過期妊娠予防のため，分娩誘発を目的に入院した
> ❷ 一晩，吸湿性頸管拡張材を使用した翌朝のNSTである
> ❸ 2時間程度，同様の波形が続いている
> ❹ 子宮収縮波形に変動が見られるが，有意な陣痛はない

- 心拍数基線は120bpmで，基線細変動は保たれているが，一過性頻脈がない状態が続いている。胎児の刺激，振動音試験など試みたが，変化がなくNSTではnon-reactive patternと判読される。**胎児心拍数のレベル分類は，原則分娩中の評価なので，NSTの判読には用いない。**
- この場合，BPSや胎児の血流計測を行い，胎児の状態を評価する必要がある（第Ⅱ章 p.22, 23 参照）。

3. 胎児予備能力の評価

胎児評価ツールの組み合わせ

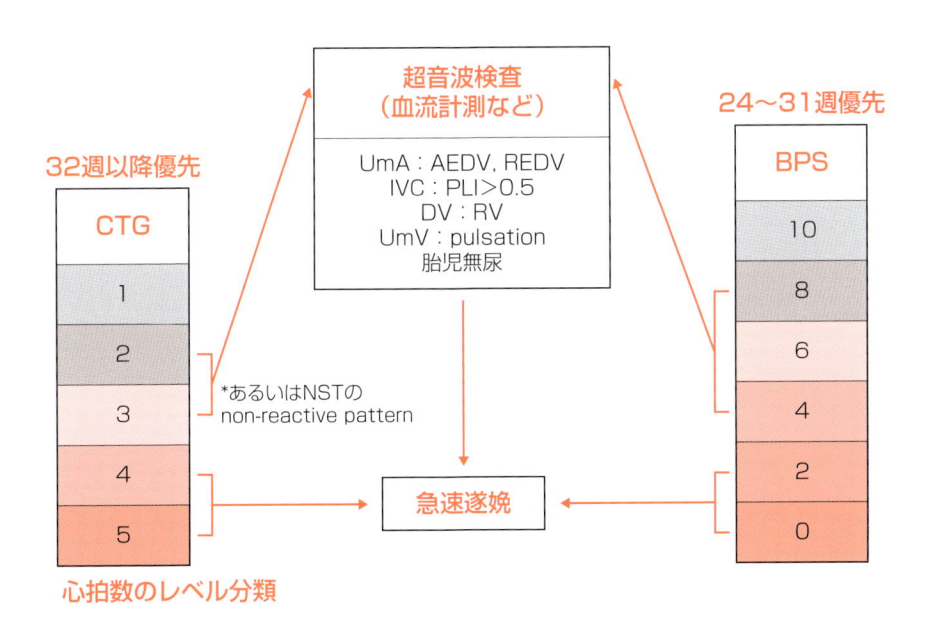

```
              超音波検査
             （血流計測など）        24〜31週優先
  32週以降優先  UmA：AEDV, REDV       BPS
              IVC：PLI>0.5
    CTG       DV：RV                  10
              UmV：pulsation
     1        胎児無尿                  8
     2
     3   *あるいはNSTの                 6
         non-reactive pattern
     4                                 4
     5        急速遂娩                  2
  心拍数のレベル分類                     0
```

> **Point**
> ❶妊娠32週以降であればCTG（NSTを含む）が優先する
> ❷胎児心拍数レベル2〜3やnon-reactive patternの場合は，BPSや血流計測を補助診断に用いる
> ❸胎児心拍数レベル4以上，BPS2点以下は急速遂娩とする

- 前ページの症例では，NSTでnon-reactive patternであったためBPSを行った．羊水量は正常で，筋緊張は認められ，胎動が少ないこと以外は異常がなく，NST所見と合わせ，BPS 6点であった．
- この場合，筆者らは超音波パルスドプラによる血流計測を行う．通常胎児が胎盤機能不全など，慢性の低酸素状態にさらされると，バイタルオルガンを保護するため，脳や心臓への血流を増加させる．いわゆる血流の再分配が起こる．その結果，臍帯動脈の血管抵抗は増加し，波形に途絶（AEDV）や逆流（REDV）が出現する．また，腎臓への血流も減少し，尿量が減少する．
- しかし，前ページの症例では血流異常はなく，現時点で胎児に明確な危機が迫っているとは評価できなかった．
- では，陣痛誘発を開始しますか？

UmA：臍帯動脈
AEDV：拡張末期血流途絶
REDV：拡張末期血流逆転
（これらの出現は臍帯動脈末梢血管抵抗の増加を意味し，血流再分配の後，さらに循環不全が進むと出現する．）
IVC：下大静脈
PLI：右心不全の指標
DV：静脈管
RV：逆流波形
UmV：臍帯静脈
pulsation：拍動
（静脈管の逆流や臍帯静脈の拍動も右心不全の結果出現する．）

3. 胎児予備能力の評価

CSTの意義

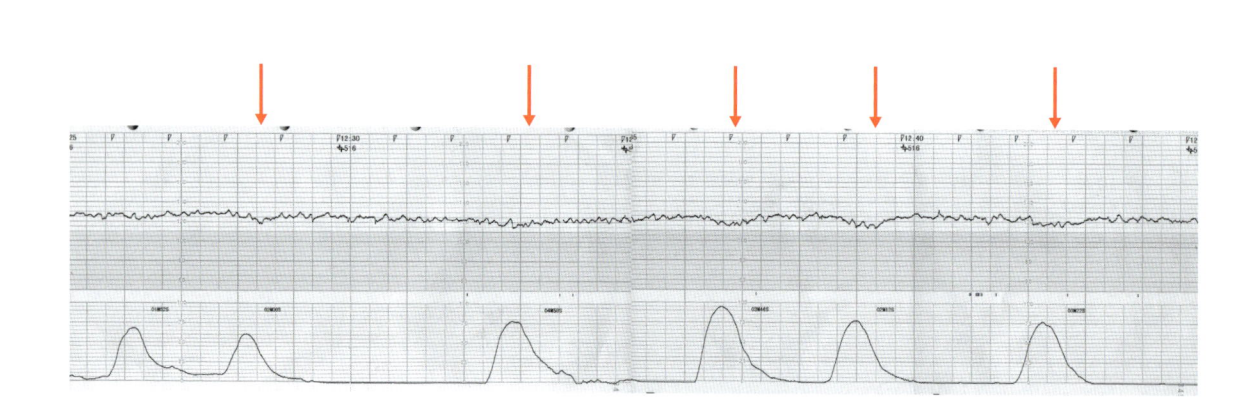

> **Point**
> ❶この症例で問われているのは**胎児の予備能力**である
> ❷CSTは胎児の予備能力を推測することができる
> ❸このCTGはCST陽性と判読される

- 胎児の予備能力とは，現在の状態に加え，分娩を乗り切るだけの力があるかどうかということである。
- BPSや血流計測などで明確な所見があれば，胎児の状態はすでに不良で，分娩を乗り切ることはできないと判断される。この症例ではそこまでの危機はない。そこで，登場するのが contraction stress test（CST）である。
- 子宮収縮薬により発生した子宮収縮の半数以上に，遅発一過性徐脈が出現していれば，CST陽性と判断し，胎児の状態は不良と評価する。また，子宮収縮に対して遅発一過性徐脈が出現しなければ，胎児の状態は良好で，予備能力もあると判断できる。
- この症例では，わずかだが子宮収縮に遅れ一過性徐脈が頻発している。CST陽性と判断し，子宮収縮薬による誘発を断念し，帝王切開が行われた。

4. 感染症の影響を考慮する

判読してください

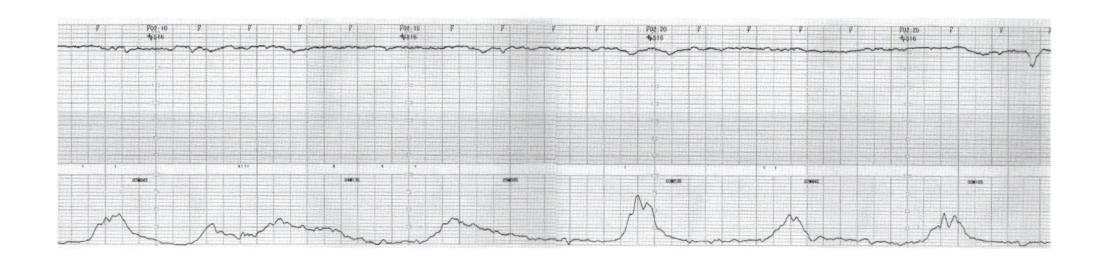

> **Point**
> ❶ 24歳1回経産婦。妊娠40週，陣痛発来にて受診した際のCTGである
> ❷ 明らかな頻脈と基線細変動が減少傾向にある
> ❸ 対応は？

- 胎児心拍数基線は180bpmと著明な頻脈を認め，胎児心拍数波形のレベル分類ではレベル2，基線細変動を減少と判読すればレベル3になる。レベル2では医師に連絡，レベル3では医師の立ち会い要請といったところであろうか。
- しかし，その前に確認しなければならないことがある。何を行うべきか指摘できるか？

4. 感染症の影響を考慮する

分娩開始時のチェックリスト

```
□陣痛開始時刻（　月　日　時　分，例：午後3時25分の場合は15時25分と記載）
□破水時刻（　月　日　時　分）
□GBS母子感染予防のための抗菌剤投与開始時刻（　月　日　時　分）
□子宮口全開大確認時刻（　月　日　時　分）
分娩開始時/破水確認時
　□帝王切開既往なしを確認
　□GBS状態確認（培養陽性/前児がGBS感染症/GBS状態不明であれば抗菌剤投与開始）
　□頭位
　□36週0日〜40週6日
　□予想児体重≧3,800gの可能性は低い
　□正常体温（＜37度）
　□正常母体脈拍数（＜100bpm）
　□正常血圧（収縮期血圧＜140mmHg，かつ拡張期血圧＜90mmHg）
　□蛋白尿（−）
　□羊水混濁なし（ある場合にはただちに分娩監視装置装着）
　□血性羊水なし（ある場合にはただちに分娩監視装置装着，早剥診断のための検査）
　□破水後時間経過＜24時間
　□胎児心拍パターン図で基本心拍数110〜160bpm
　□基線細変動≧6bpm
　□一過性徐脈なし
　□一過性頻脈（心拍数増加開始よりピークまで30秒未満，かつ基線からの上昇幅15bpm
　　以上，かつ持続が15秒〜2分未満）あり
```

（日本産科婦人科学会／日本産婦人科医会編：産婦人科診療ガイドラインー産科編2014.
p.264, 日本産科婦人科学会, 2014.より一部抜粋して引用）

> **Point**
> ❶産婦人科診療ガイドラインでは，院内助産を行う際の分娩開始時にチェックするべき項目を推奨している
> ❷分娩の進行状況を確認するとともに，バイタルサインを確認する必要がある
> ❸この症例では母体体温が38.6℃で，心拍数124/分であった
> ❹臨床的絨毛膜羊膜炎である

- この状況で，医師に連絡することは大切だが，同時に確認しなければならないことは，母体のバイタルサインである。産婦人科診療ガイドライン産科編2014のCQ414では「助産師主導院内助産システム」の項目で，陣痛，あるいは破水により入院した場合，体温，脈拍数，血圧などの母体バイタルサインを測定することを推奨している。
- さて，他に明らかな感染源がない母体の発熱，頻脈に対し，あなたの施設ではどのように対応しているであろう。クーリング，補液，抗菌薬の投与などがよく耳にする対応だ。しかし，この状態こそ，絨毛膜羊膜炎を想起しなければならない。

4. 感染症の影響を考慮する

絨毛膜羊膜炎と子宮内感染症

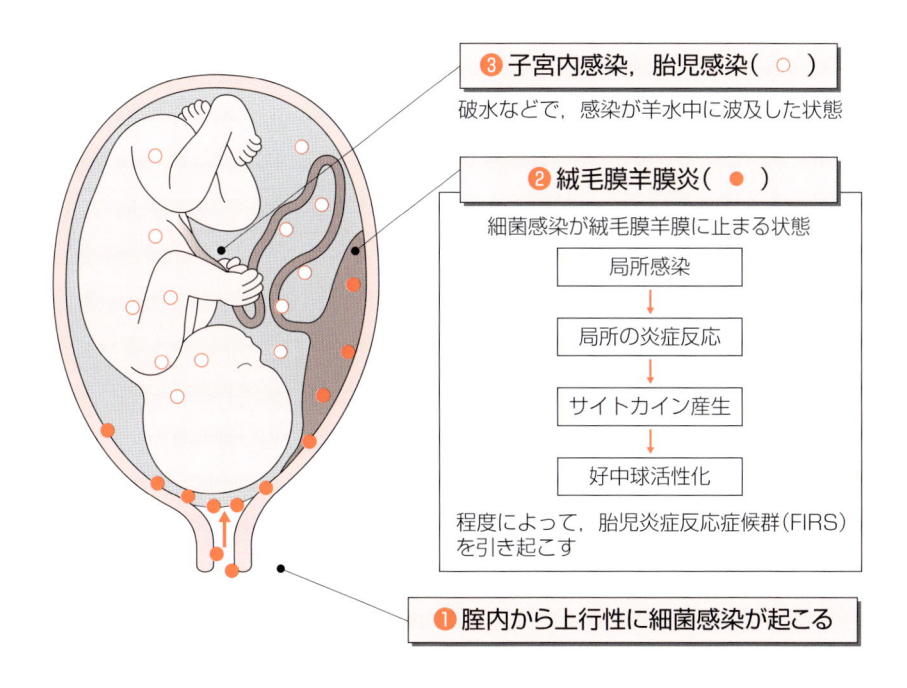

❸ **子宮内感染，胎児感染（ ○ ）**
破水などで，感染が羊水中に波及した状態

❷ **絨毛膜羊膜炎（ ● ）**
細菌感染が絨毛膜羊膜に止まる状態

局所感染
↓
局所の炎症反応
↓
サイトカイン産生
↓
好中球活性化

程度によって，胎児炎症反応症候群（FIRS）を引き起こす

❶ **腟内から上行性に細菌感染が起こる**

Point

❶ わが国には，絨毛膜羊膜炎と子宮内感染症を明確に区別する基準がない
❷ 腟内から上行性に細菌感染が発生する（❶）
❸ はじめに卵膜が感染し，この段階に止まる状態が絨毛膜羊膜炎である（❷）
❹ 破水などにより羊水腔に細菌が及ぶと子宮内感染や，胎児（胎内）感染となる（❸）

- 絨毛膜羊膜炎と子宮内感染症を使い分けているだろうか？ わが国には，これらを明確に区別する基準がなく，施設ごとにさまざまに用いられているのが現状だ。
- 通常，腟内から上行性に細菌感染が発生する。はじめに感染するのは卵膜，すなわち絨毛膜と羊膜である。この段階に止まる状態が絨毛膜羊膜炎である。広義には子宮内の感染ではあるが，破水などにより羊水腔に細菌が及ぶ，いわゆる子宮内感染や胎児（胎内）感染とは一線を画した状態である。
- 筆者は（個人的には），この区分はきわめて重要と考えている。胎児が感染に至る前，すなわち絨毛膜羊膜炎の段階で医療介入できたかどうかは，その予後に大きく影響する。何としても絨毛膜羊膜炎の状態で，児を救出したい。

4. 感染症の影響を考慮する

組織学的絨毛膜羊膜炎

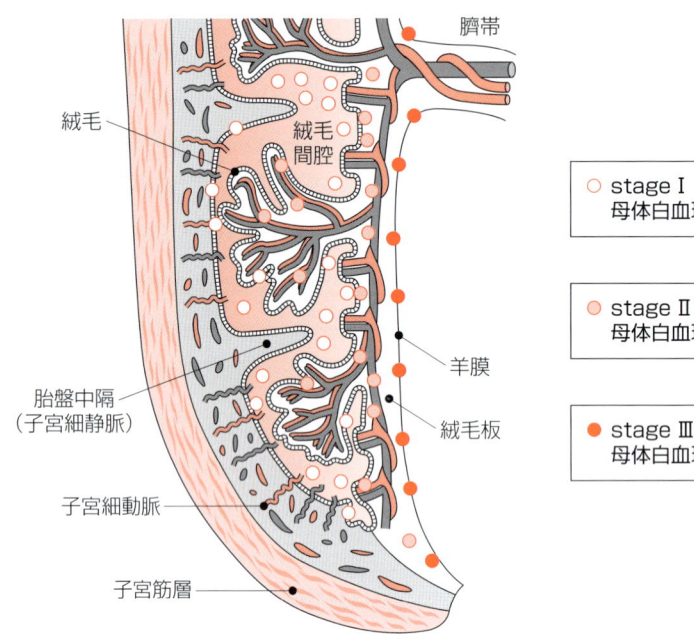

○ stage Ⅰ
母体白血球が絨毛膜下に止まる

○ stage Ⅱ
母体白血球が絨毛膜に止まる

● stage Ⅲ
母体白血球が羊膜に達する

(図中ラベル: 臍帯, 絨毛, 絨毛間腔, 羊膜, 絨毛板, 胎盤中隔（子宮細静脈）, 子宮細動脈, 子宮筋層)

Point
❶ Blanc（ブラン）の分類が用いられる
❷ 絨毛間腔は母体血で満たされ，感染によりその白血球が活性化する
❸ 白血球の浸潤程度により stage Ⅰから stage Ⅲに分類される
❹ stage Ⅲでは高率に FIRS が引き起こされる

- この概念は，分娩後の胎盤病理検査から確立された。上行感染が起こると活性化した白血球が増加する。Blanc[6]はこの白血球の浸潤程度により，stage 分類を行った。いわゆる**組織学的絨毛膜羊膜炎**である。
- 白血球はまず絨毛間腔に浸潤する。絨毛間腔はもともと母体血で満たされており（第Ⅱ章 p.27, 28 参照），この段階では大きな問題はない（stage Ⅰ）が，浸潤はやがて絨毛膜に波及（stage Ⅱ）し，羊膜に至る（stage Ⅲ）。
- 感染は局所であっても，炎症反応が引き起こされ，サイトカインが産生される。細菌感染は絨毛膜羊膜に止まっていても，このサイトカインが胎児に波及することがある。胎児が高サイトカイン血症に陥った状態を，胎児炎症反応症候群（fetal inflammatory response syndrome；FIRS）と呼ぶ（前ページ p.115 参照）。stage Ⅲでは高率に FIRS が発生する。

4. 感染症の影響を考慮する

組織学的絨毛膜羊膜炎と脳性麻痺

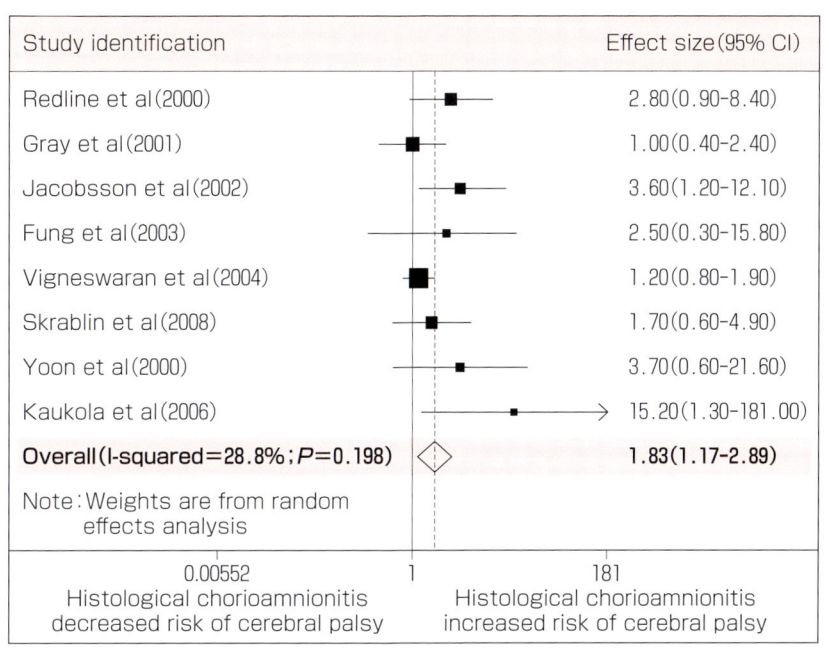

Study identification	Effect size (95% CI)
Redline et al (2000)	2.80 (0.90-8.40)
Gray et al (2001)	1.00 (0.40-2.40)
Jacobsson et al (2002)	3.60 (1.20-12.10)
Fung et al (2003)	2.50 (0.30-15.80)
Vigneswaran et al (2004)	1.20 (0.80-1.90)
Skrablin et al (2008)	1.70 (0.60-4.90)
Yoon et al (2000)	3.70 (0.60-21.60)
Kaukola et al (2006)	15.20 (1.30-181.00)
Overall (I-squared=28.8%; P=0.198)	1.83 (1.17-2.89)

Note: Weights are from random effects analysis

0.00552 — Histological chorioamnionitis decreased risk of cerebral palsy ／ 181 — Histological chorioamnionitis increased risk of cerebral palsy

(Shatrov JG, Birch SC, Lam LT, Quinlivan JA, McIntyre S, Mendz GL. Chorioamnionitis and Cerebral Palsy: A Meta-Analysis. Obstet Gynecol. 2010; 116: 387-392. より引用)

Point
❶ **組織学的絨毛膜羊膜炎**は脳性麻痺のリスク因子である
❷ 早産期（37週未満）では，FIRS単独で脳性麻痺の原因になる
❸ 正期産期では，FIRSは低酸素傷害の増悪因子になる

- 組織学的絨毛膜羊膜炎は脳性麻痺発症に関し，1.83倍のリスクになる[7]。stage ⅢではFIRSが高率に発生するが，早産期のFIRSは，脳室周囲白質軟化症（periventricular leukomalacia；PVL）の原因となり，低酸素の負荷がかからなくても単独で脳性麻痺を引き起こす。一方，正期産期のFIRSは，単独では脳性麻痺の原因にならないものの，低酸素負荷に対する胎児の耐性を低下させ，脳障害を発生させやすくする。
- 病理検査で胎児感染やFIRSを強く疑う所見は臍帯炎である。臍帯内は胎児の血液で満たされており，そこに明らかな白血球の浸潤があれば，それは胎児血，すなわち胎児の炎症を示す所見となる。したがって，**胎盤を病理に提出する際は，臍帯炎の有無も確認してもらう必要がある**。

4. 感染症の影響を考慮する

臨床的絨毛膜羊膜炎

38℃以上の発熱と以下の4項目のうち，1項目以上，発熱がない場合は4項目すべてが揃っている場合

- 母体頻脈（100bpm以上）
- 子宮の圧痛
- 白血球増加（15,000以上）
- 腟分泌物の悪臭

(Lencki SG, Maciulla MB, Eglinton GS. Maternal and umbilical cord serum interleukin levels in preterm labor with clinical chorioamnionitis. Am J Obstet Gynecol. 1994;170:1345-51.より引用)

Point
❶ 妊婦に発熱を認めたら，**臨床的絨毛膜羊膜炎**の有無を確認する
❷ **臨床的絨毛膜羊膜炎**では，妊娠の中断を検討する

- 組織学的絨毛膜羊膜炎は，娩出した胎盤から病理検査を行うもので，分娩進行中に評価できない。そこで，提唱されたものが臨床的絨毛膜羊膜炎である。しかし，わが国にはその定義がなく，世界的にも統一された基準はない。ここでは，最も広く用いられているLencki[8]の診断基準を紹介する。
- 筆者らは15年以上，この基準を用い対応している。陣痛で来院する妊婦では，37℃台半ばまで体温が上昇していることもあるが，38℃を基準とすることで，管理上大きな問題はなく，有用な基準と考えている。
- 臨床的絨毛膜羊膜炎が，抗菌薬の投与など母体治療により改善する可能性は低い。一度判断されれば，可及的速やかに妊娠を中断，すなわち分娩することが必要になる。

4. 感染症の影響を考慮する

臨床的絨毛膜羊膜炎と脳性麻痺

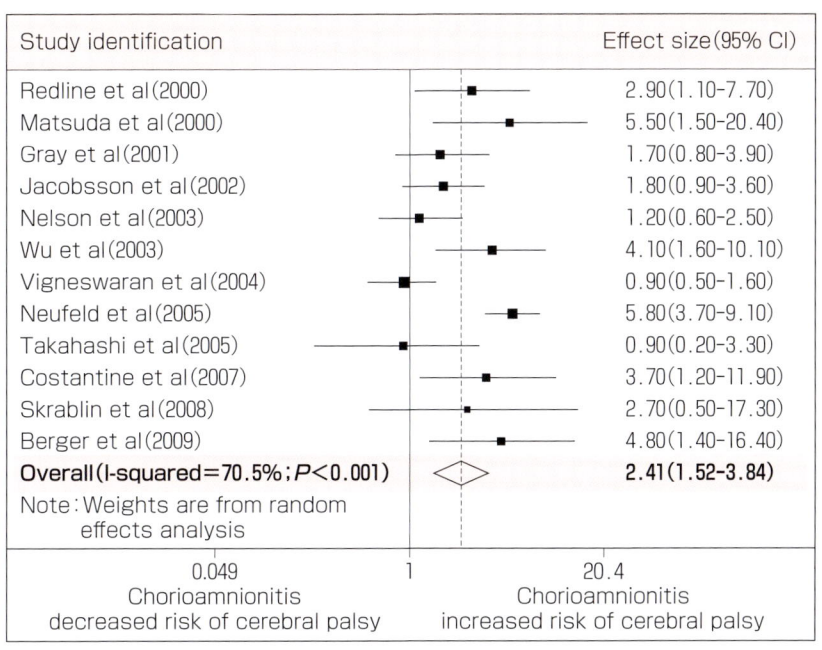

Study identification	Effect size (95% CI)
Redline et al (2000)	2.90 (1.10-7.70)
Matsuda et al (2000)	5.50 (1.50-20.40)
Gray et al (2001)	1.70 (0.80-3.90)
Jacobsson et al (2002)	1.80 (0.90-3.60)
Nelson et al (2003)	1.20 (0.60-2.50)
Wu et al (2003)	4.10 (1.60-10.10)
Vigneswaran et al (2004)	0.90 (0.50-1.60)
Neufeld et al (2005)	5.80 (3.70-9.10)
Takahashi et al (2005)	0.90 (0.20-3.30)
Costantine et al (2007)	3.70 (1.20-11.90)
Skrablin et al (2008)	2.70 (0.50-17.30)
Berger et al (2009)	4.80 (1.40-16.40)
Overall (I-squared=70.5%; $P<0.001$)	**2.41 (1.52-3.84)**

Note: Weights are from random effects analysis

0.049 — Chorioamnionitis decreased risk of cerebral palsy　　1　　20.4 — Chorioamnionitis increased risk of cerebral palsy

(Shatrov JG, Birch SC, Lam LT, Quinlivan JA, McIntyre S, Mendz GL. Chorioamnionitis and Cerebral Palsy: A Meta-Analysis. Obstet Gynecol. 2010; 116: 387-392. より引用)

Point

❶ **臨床的絨毛膜羊膜炎は，組織学的絨毛膜羊膜炎より強く脳性麻痺に関連する**

- 絨毛膜羊膜炎と脳性麻痺発症に関する研究（メタアナリシス）[7] では，組織学的絨毛膜羊膜炎が脳性麻痺発症に関して1.83倍のリスクになるのに対し，臨床的絨毛膜羊膜炎では2.41倍になっている。双方とも脳性麻痺のリスクになるが，臨床的絨毛膜羊膜炎のほうがより強く関連するということができる。

- 以上が，早期娩出を考慮しなければならない根拠である。炎症，あるいは感染は胎児の低酸素状態に対する抵抗力を著しく損ない，比較的軽微な低酸素状態であっても，脳障害が発生しやすくなるのである。したがって，子宮内感染に至っていなくても，絨毛膜羊膜炎が疑われる症例の分娩管理においては，可能な限り胎児の負担を軽減しなければならない。

Ⅳ　CTGを判読する（応用編）

4. 感染症の影響を考慮する

絨毛膜羊膜炎への対応

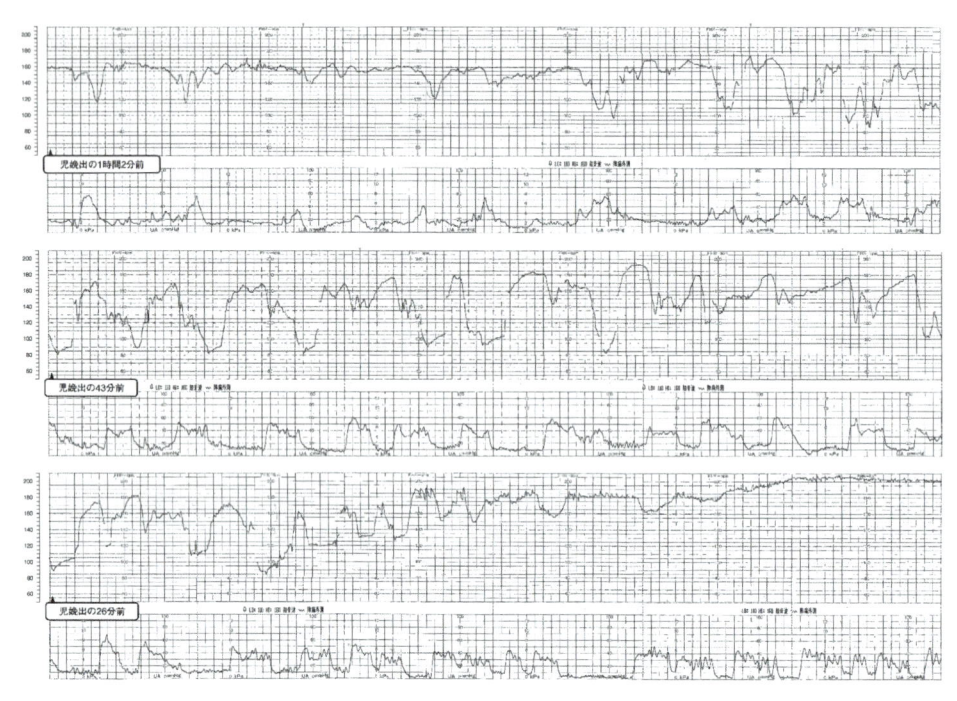

(産科医療補償制度胎児心拍数モニターに関するワーキンググループ.脳性麻痺事例の胎児心拍数陣痛図（波形パターンの判読と注意点）.2014.公益財団法人日本医療機能評価機構より引用)

> **Point**
> ❶ 脳性麻痺の事例である
> ❷ 心拍数基線は160〜165bpmの頻脈，基線細変動は5bpmで減少し，軽度変動一過性徐脈が出現している（レベル3）
> ❸ 児は，このCTG終了5分後に出生（2700g，臍帯動脈血pH7.1，アプガースコア1分6点，5分6点）したが，脳性麻痺を発症している

- 圧変化による心拍数波形で，最後は著明な頻脈になっているが，深刻な低酸素状態が想起されるCTGではない。実際，臍帯動脈血pHも7.1でそれを裏付けている。しかし，脳性麻痺が発症し，その原因に絨毛膜羊膜炎の存在が指摘されている。
- さて，p.113の症例への対応である。母体発熱と頻脈から臨床的絨毛膜羊膜炎と診断される（後の検査で白血球は18,000であった）。この場合，解熱や感染への治療を行うだけではなく，分娩の中断を検討しなければならない。もちろん分娩が速やかに進行していれば，補液や抗菌薬投与を併用し，経腟分娩する方法も選択できる。しかし，この症例は分娩が開始したばかりで，早期の児娩出が期待できず，インフォームドコンセントのうえ帝王切開が行われた。結果，健常な児を得ている。
- 感染は胎児の抵抗力を減弱するのである。

4. 感染症の影響を考慮する

Congratulations！

- ここまで理解し，習得できれば，CLoCMiP® レベルⅢは修了（認証）である。
- あなたは，能力ある助産師であるとともに，指導的役割を担わなければならない。
- 不確実な知識は現場を混乱に招く。不安になれば，いつでもこのテキストに戻っていただきたい。
- さあ，本を置き現場に向かおう。

第 V 章　症例検討

　第Ⅴ章は助産実践能力習熟段階（クリニカルラダー）® レベルⅣに対応している。レベルⅣでは，助産外来，院内助産において指導的な役割を果たし，より教育的にかかわることが要求される。また，個人の能力として，創造的な助産実践が求められている。

　したがって，レベルⅢに到達したならば，そのスキルを維持，更新することはもとより，管理者として現場全体をコントロールし，リーダーシップを発揮するための能力を養わなければならない。

　本章で提示されるさまざまな症例を介し，CTGの判読にとどまらず，これらの症例管理を模擬経験し，管理能力の向上に役立てていただければと思う。

　第Ⅴ章が理解できればCLoCMiP® レベルⅣ到達である。

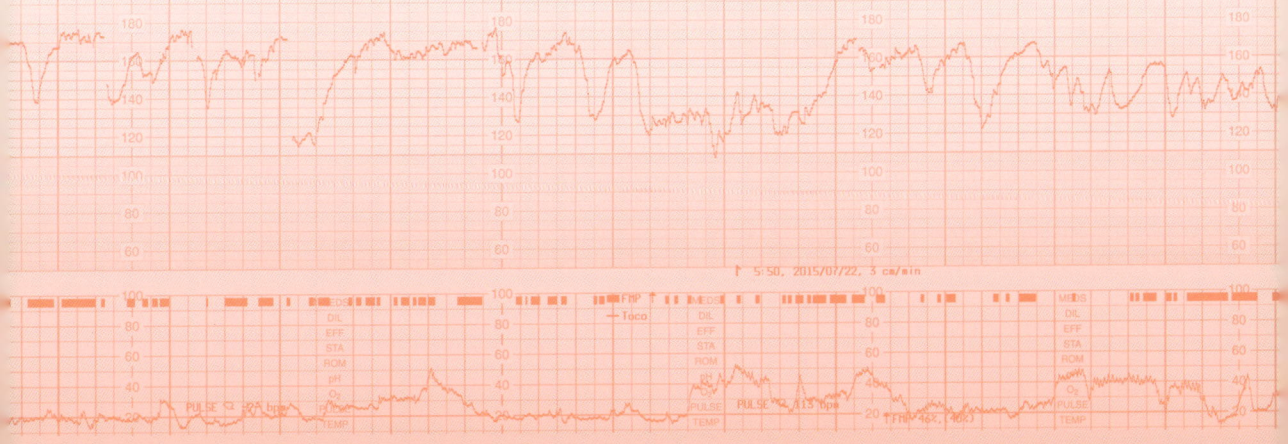

1. さまざまな表情をみせる CTG

判読してください

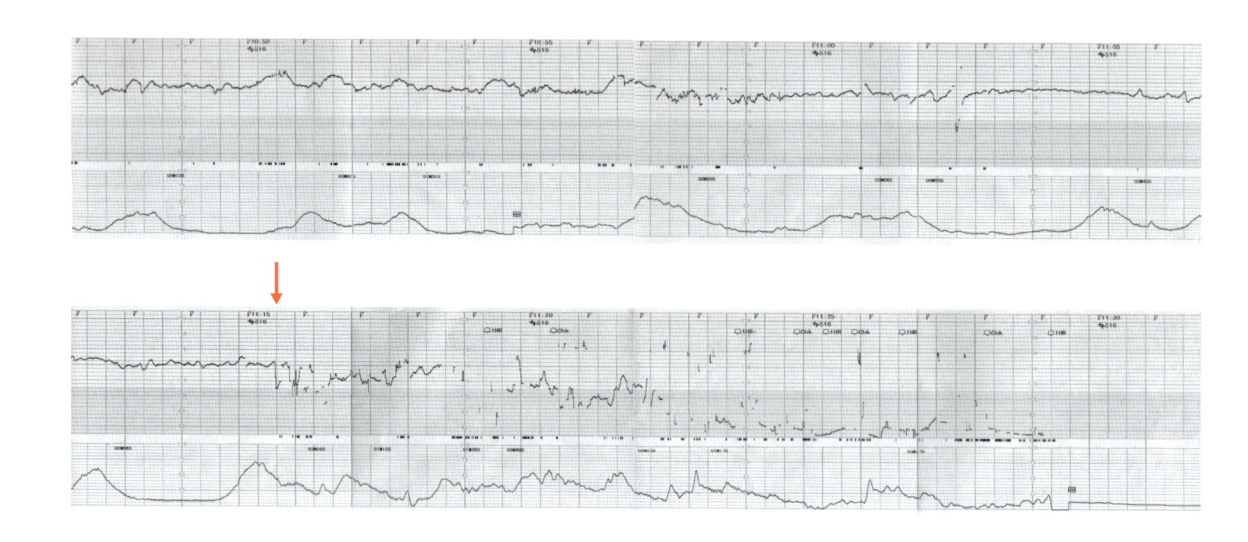

> **Point**
> ❶ 34歳，初産婦。妊娠37週，分娩第1期のCTGである
> ❷ CTG直前の内診では子宮口は5cm開大で，胎胞が触知される
> ❸ 順調に経過していたが，↓印で妊婦は突然強い腹痛を訴えた
> ❹ 想起される疾患あるいは状態と対応は？

1. さまざまな表情をみせる CTG

分娩中突発した腹痛

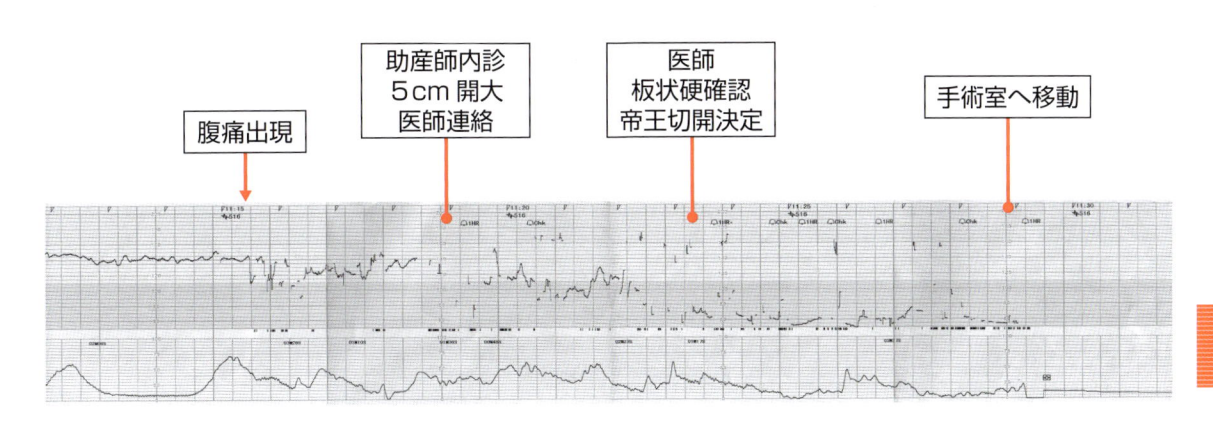

[CTG図：腹痛出現 → 助産師内診 5cm開大 医師連絡 → 医師 板状硬確認 帝王切開決定 → 手術室へ移動]

> **Point**
> ❶ 通常出現しない症状や状態に遭遇した場合，重症度と緊急度の高い疾患から検討する
> ❷ 例えば，腹痛が軽度であればHEELP症候群，高度であれば子宮破裂，常位胎盤早期剥離などから除外診断する

- 強い腹痛と板状硬から，CTGに徐脈が出現しなくても診断はつきそうである。また，これだけの徐脈が出現すれば，疾患によらず急速遂娩を行うことに異論はないはずだ。求められるのはスピードである。
- 助産師は内診により，分娩の進行状況を確認している。所見から急速な経腟分娩は不可能で，帝王切開が選択される。この症例では，手術室へ移動10分後（帝王切開決定から16分後）に，2,826gの男児（pH7.08，アプガースコア1分6点，5分9点）が娩出された。
- 担当助産師は妊婦の異常な腹痛の出現に対し，内診を開始する前，他のスタッフ（助産師）に声を掛け（**人員確保し**），医師や手術室への連絡を依頼している。きわめて迅速に対応できた好事例である。

1. さまざまな表情をみせるCTG

典型的な常位胎盤早期剥離

クーブレル徴候　　　　　　　胎盤所見

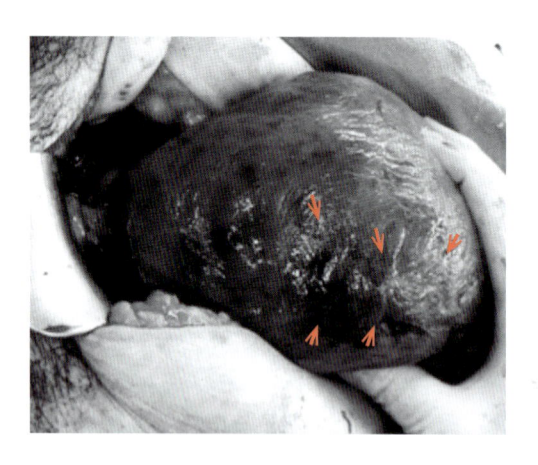

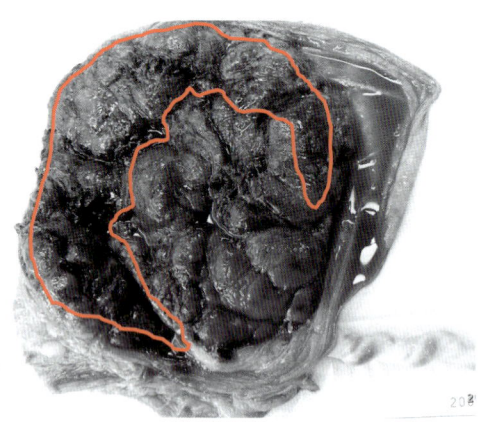

[p.124の症例]

Point
❶ 開腹所見で胎児娩出後の子宮壁にクーブレル徴候といわれる溢血斑が確認される
❷ 娩出後の胎盤母体面に凝血塊が付着し，約50％が剥離していた

- 分娩中に急変するCTGの原因として，子宮破裂，常位胎盤早期剥離，臍帯脱出などが挙げられる。p.124の症例は，急性の経過をたどる典型的な常位胎盤早期剥離であった。いずれにしろスピードが求められる。
- 筆者の施設では緊急帝王切開にレベルを設けており，特に超緊急となる「グレードA」では医師，助産師，麻酔科医，新生児科医，手術室看護師などで年2回程度シミュレーションを行っている。

帝王切開緊急度のレベル

- グレードA：可及的速やかに娩出が必要なもの
- グレードB：30分程度の手術室入室待機が可能なもの
- グレードC：1時間から1時間半程度の手術室入室待機が可能なもの

1. さまざまな表情をみせる CTG

判読してください

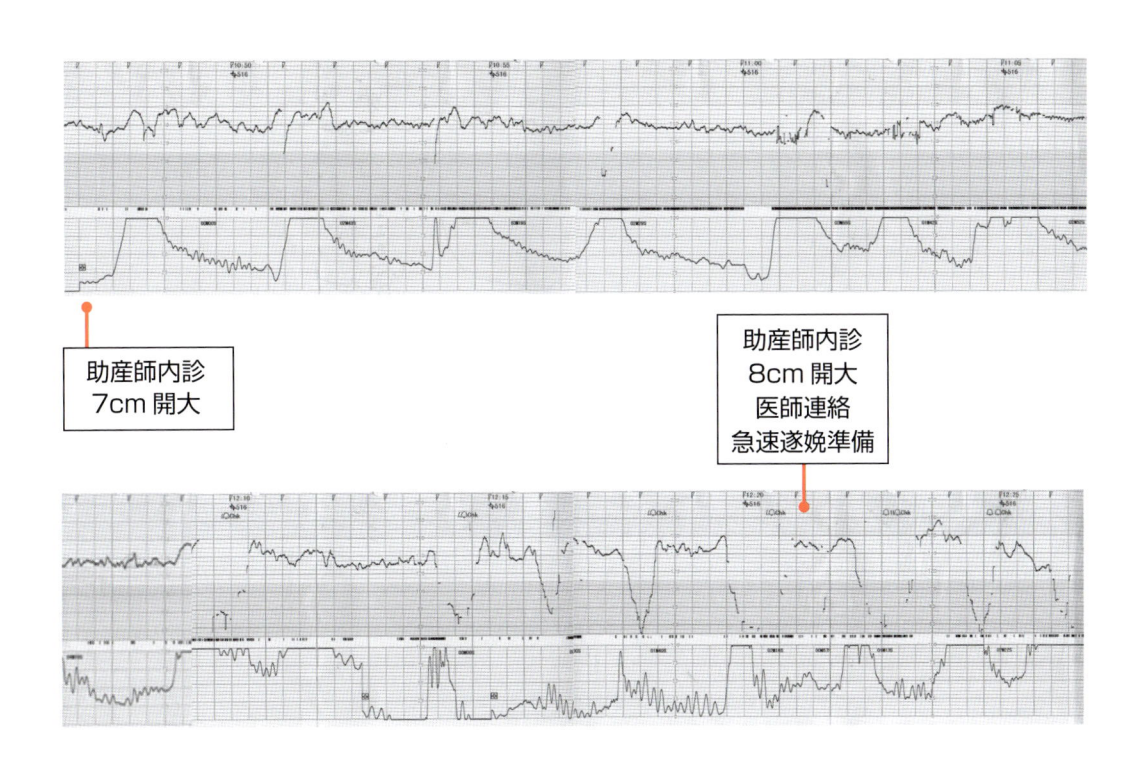

助産師内診
7cm 開大

助産師内診
8cm 開大
医師連絡
急速遂娩準備

Point

❶ 36歳，初産婦。陣痛発来のため来院。ここまで順調に経過している
❷ 分娩第2期，子宮口7cm開大から分娩までの連続したCTGである
❸ 子宮口8cm開大前後から変動一過性徐脈（高度）が出現したため，医師に連絡し，急速遂娩の準備をしている

1. さまざまな表情をみせる CTG

前ページのつづき

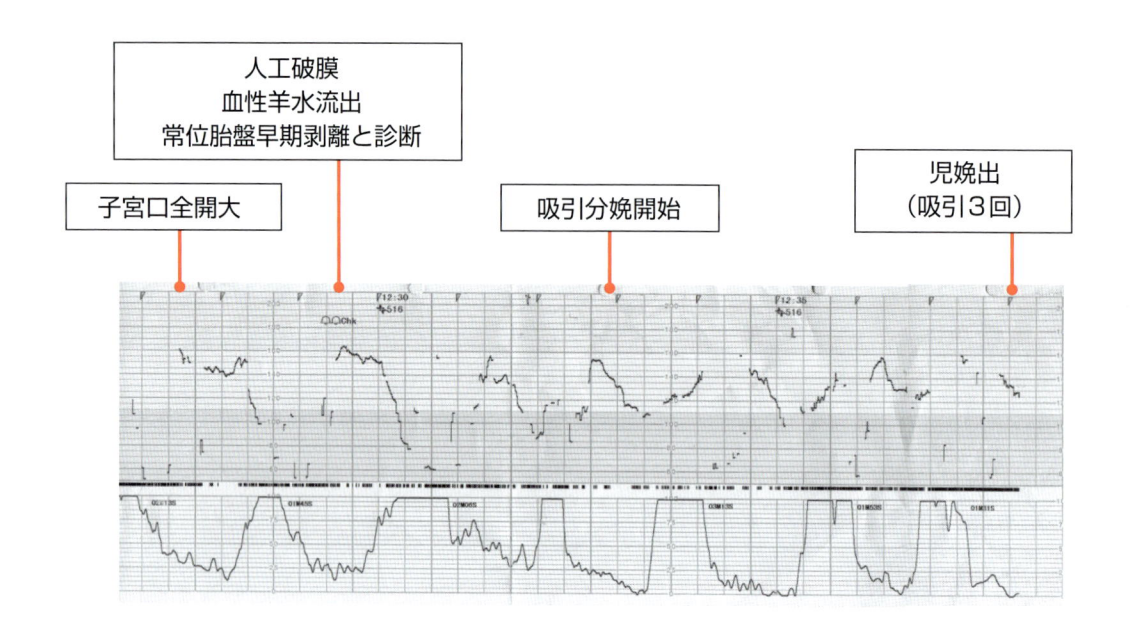

子宮口全開大

人工破膜
血性羊水流出
常位胎盤早期剥離と診断

吸引分娩開始

児娩出
（吸引3回）

> **Point**
> ❶子宮口全開後，徐脈が改善せず，血性羊水から担当医は常位胎盤早期剥離と診断した
> ❷すでに全開大しており，急速遂娩のため吸引分娩が行われた

- 子宮口8cm開大前後から変動一過性徐脈（高度）が出現したため，医師に連絡し，急速遂娩の準備をしているのは的確である。
- 筆者の施設では，原則，分娩第1期には助産師はもとより医師も人工破膜は行わない。母体の羊水暴露による子宮型羊水塞栓症を予防するためである。しかし，この症例ではすでに全開大しており，急速遂娩のために行っている。
- 血性羊水は，常位胎盤早期剥離を疑う症状の一つである。しかし，このCTGはレベル3の心拍数波形ではあるが，圧変化が主体で低酸素を予測させるものではなかった。
- 吸引分娩により，児は（2,616g，臍帯動脈血pH7.31，アプガースコア1分9点，5分9点）無事出産した。

子宮筋層内の静脈に羊水成分が混入し，強いアナフィラキシー反応を起こすものを子宮型羊水塞栓症という。DIC型産後出血を呈する。

1. さまざまな表情をみせる CTG

過短臍帯？

胎盤後血腫
を認めた部分

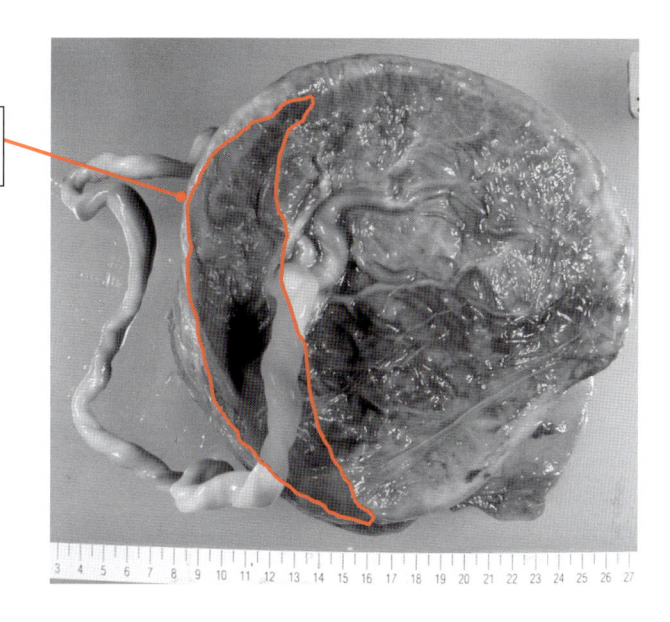

[p.128の症例]

Point
❶ 臍帯は全長30cmで，臍帯付着側の母体面に胎盤後血腫を認めた
❷ 児頭下降に伴い短い臍帯が牽引され，常位胎盤早期剥離が引き起こされたと考えられた

- 診断どおり常位胎盤早期剥離であった。しかし，前項（p.127, 128）のCTGは圧変化が主体で，発症時期は明確にできない。過短臍帯は25cm未満を指し，それには当たらないが，30cmは短い。陣痛，あるいは胎児の下降に伴い圧迫を受け，児の娩出直前に牽引され，剥離したものかもしれない。
- 常位胎盤早期剥離の典型的なCTG所見は繰り返す遅発一過性徐脈とさざ波様子宮収縮とされる。しかし，常位胎盤早期剥離にはさまざまなタイプがあり，特有のCTG所見はないと考え，対応することを勧める。

1. さまざまな表情をみせるCTG

静かなCTG

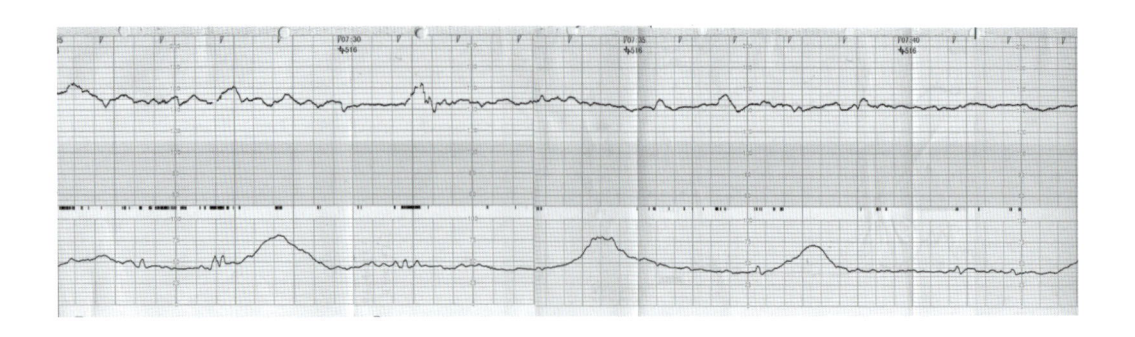

> **Point**
> ❶ 27歳，初産婦。妊娠経過は順調で，39週，破水感を訴え受診した
> ❷ 体温36.5℃，脈拍87回／分，血圧120/87mmHgであった
> ❸ 内診で子宮口は3cmで，分泌物は水溶性だが血液が混ざり，血性羊水であった
> ❹ 明らかな腟，頸管の裂傷はなく，子宮内から血性羊水が持続するため，助産師は医師に連絡した
> ❺ 入院時のCTGを示す

- 血性羊水は常位胎盤早期剝離を想起させる（第Ⅲ章 p.87参照）。しかし，CTG上はなんら異常所見がない。超音波検査でも，常位胎盤早期剝離に特徴的な胎盤の肥厚像や血腫像はない。まして，自覚症状もない。
- 決め手がないまま経過を観察したが，血性羊水はより明確になり，その後も持続した。自覚症状，CTG，超音波で明確所見は認めなかったが，担当医は常位胎盤早期剝離として帝王切開を行った。

1. さまざまな表情をみせる CTG

静かな常位胎盤早期剥離

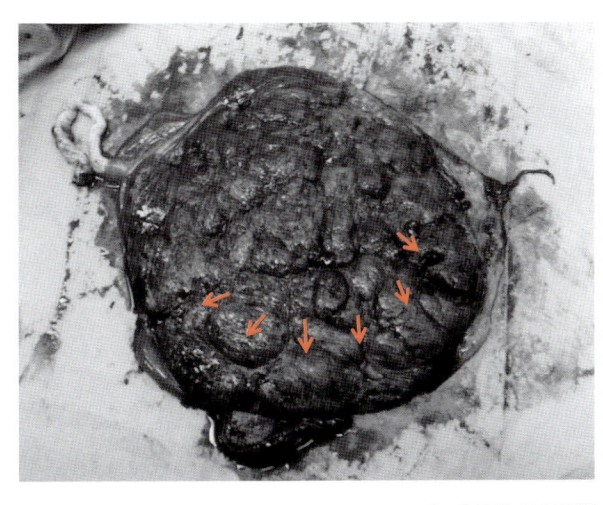

[p.130 の症例]

> **Point**
> ❶児は2,684gの男児で、臍帯動脈血pH7.32、アプガースコア1分8点、5分9点で娩出された
> ❷胎盤剥離面の辺縁1/3程度に凝血塊が付着し、常位胎盤早期剥離と診断された

- 常位胎盤早期剥離は、臨床症状とCTG所見と超音波所見により診断される。しかし、すべてが揃っている症例は26.6％に過ぎず、無症状のものも1/4、CTGに異常所見（レベル3以上）がないものも、半数近くある。

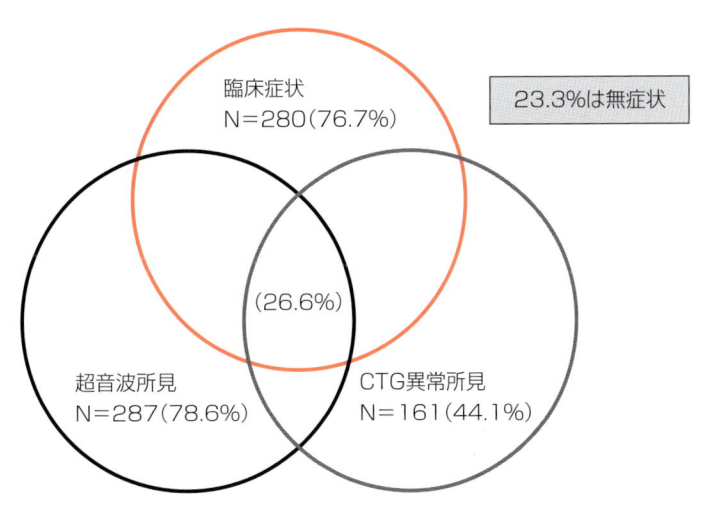

臨床症状
N＝280（76.7％）

23.3％は無症状

(26.6％)

超音波所見
N＝287（78.6％）

CTG異常所見
N＝161（44.1％）

（2009年日本産科婦人科学会周産期登録データベース：365例）

Ｖ 症例検討

131

1. さまざまな表情をみせるCTG

常位胎盤早期剥離は時間との戦い

発症から分娩までの時間と母体DIC, 児死亡の発生率

時間	n	DIC（率）	児死亡（率）
1時間以内	22	1(4.5%)	1(4.5%)
1〜2時間	18	5(27.8%)	2(11.1%)
2〜3時間	24	9(37.5%)	4(16.7%)
3〜4時間	5	2(40%)	1(20%)
4〜5時間	10	2(20%)	2(20%)
5時間以上	27	5(18.5%)	7(25.9%)

（中井章人；早剥の管理―搬送のタイミング・搬送の問題点―. 周産期医学43；506-501.20135より引用）

Point
❶常位胎盤早期剥離は時間との戦いである
❷児の救命には発症から1時間以内に娩出しなければならない

● 常位胎盤早期剥離は，母児の死亡につながるインパクトの高い疾患である。
● 日本産科婦人科学会の周産期登録と東京周産期医療協議会のデータから注意点を以下に示す。詳細は参考文献を確認してほしい[9]。
　① 平均は34〜35週で発症し，67.6％が早産。
　② 1/4は無症状，腹痛のみの場合は母児の予後が悪い。
　③ 早産例で母体予後が悪い。
　④ 母体DIC，分娩出血は発症3時間以降増悪。
　⑤ 母体搬送により児の死亡リスクは4倍。
　⑥ 児の救命は発症1時間がゴールデンタイム。

2. 急変するCTG

判読してください

朝のモニター

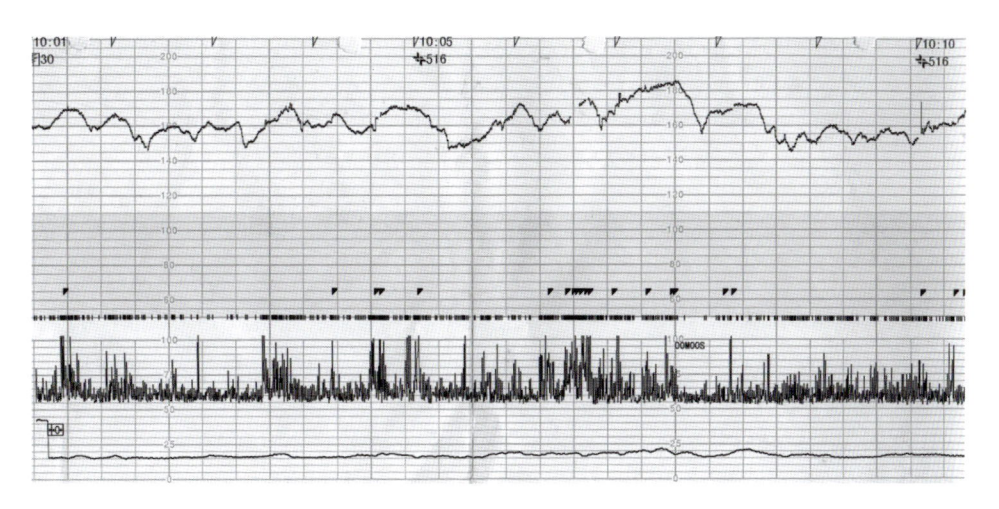

[p.133〜135は同一症例]

> **Point**
> ❶ 32歳，初産婦。妊娠30週より，切迫早産で入院中
> ❷ 上段は，妊娠34週，毎朝ルーティンで行っているNSTである

- 上段は心拍数が150bpmとやや頻脈気味だが，妊娠週数を考慮すれば，一過性頻脈も盛んに出現しており，健常な状態である。なお，切迫早産で塩酸リトドリンが使用されると，胎児は頻脈傾向になるが，この症例では使用していない。
- 頸管長が短縮し，安静に加え，生理食塩水による連日の腟内洗浄や黄体ホルモン療法が行われていた。子宮収縮はなく，感染徴候も認めず，翌週には退院を予定している。

2. 急変するCTG

一体何が……

夜のモニター

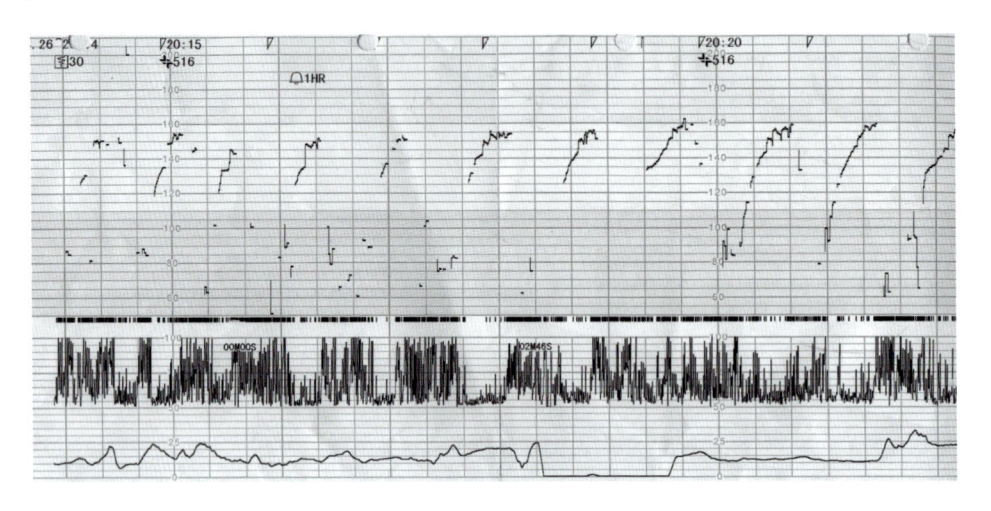

[p.133〜135は同一症例]

> **Point**
> ❶夕食後，胎動の減少を訴えた
> ❷その際，装着したNSTである

- 胎動減少，あるいは消失はきわめて重要な情報である。直ちにモニターを装着した準夜勤務の一般産科病棟看護師の対応は的確であった。
- 午前中のNSTと比較し，様子が一変している。急速な心拍数変化で記録が不明瞭だが，最下点70bpmを下回る高度変動一過性徐脈が繰り返し出現している。子宮収縮はなく，妊婦にも胎動減少以外に症状がない。
- 緊急事態である。看護師は当直医に連絡した。
- 一体，何が起こっているのか？ 駆けつけた当直医は原因を検索する。

2. 急変するCTG

診察後のモニター

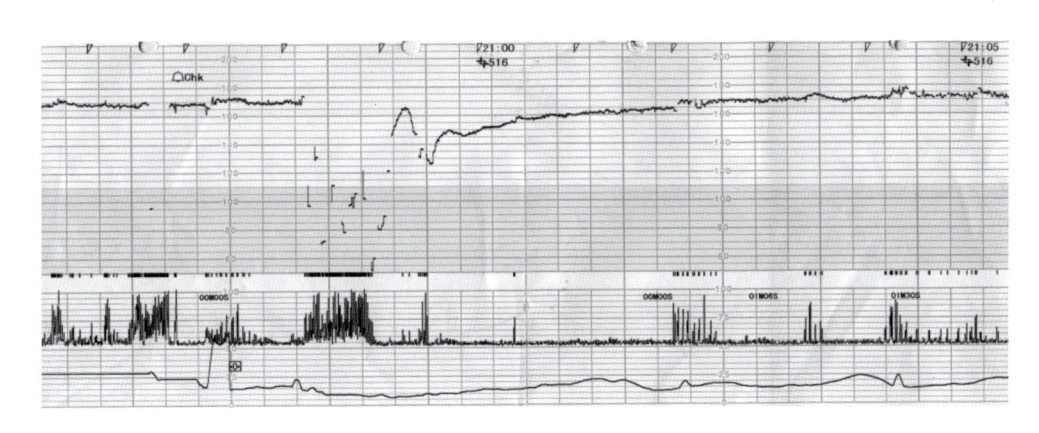

[p.133〜135は同一症例]

> **Point**
> ❶ 医師は臍帯脱出や無症候性の常位胎盤早期剥離を疑い，内診，超音波検査を行うが有意な所見はない
> ❷ 診察後のモニターである

- 破水や臍帯脱出・下垂はなく，常位胎盤早期剥離も否定的で，変動一過性徐脈は改善していたが，頻脈が持続するため，当直医は家族に説明し，グレードB（p.126参照）で緊急帝王切開を行った。
- この後約30分で出生した児は1,984gで，臍帯動脈血pHは7.23と良好であったが，アプガースコア1分2点と高度な新生児仮死であった。児は後に脳性麻痺の診断を受けている。おそらく，変動一過性徐脈が多発していた時点で不可逆的な傷害を受け，分娩時には酸素状態は改善していたものと推察される。
- 娩出した付属物を検索すると胎盤に異常はなく，**単一臍帯動脈**と**臍帯卵膜付着**を認めた。臍帯単一動脈や臍帯卵膜付着はそれ自体が必ずしも児の予後悪化につながるわけではないが，臍帯血流遮断を起こしやすい。もし，事前にこうした臍帯異常が認識されていたら，担当医の対応は異なるものになっていたかもしれない。大きな反省点である。
- 現在では妊婦健診でルーティンに臍帯の確認を行っている。

V 症例検討

2. 急変する CTG

判読してください

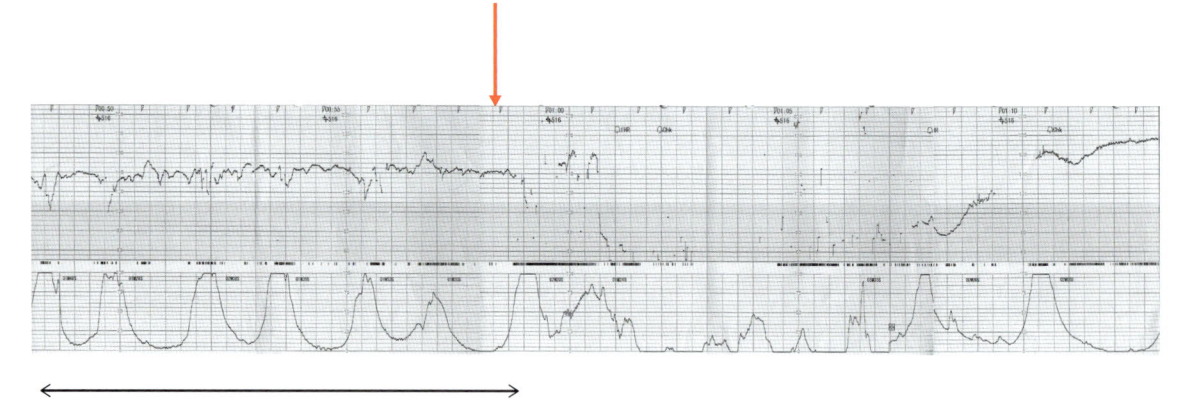

頻回収縮

> **Point**
> ❶ 第Ⅱ章で解説した頻回収縮の症例である（p.21）
> ❷ 36歳，初産婦。妊娠39週，全開大で続発性微弱陣痛となりオキシトシンを使用している
> ❸ ↓印の部分で妊婦の意識が消失し，間代性強直性痙攣が発生した

- 分娩第2期遷延でオキシトシンを開始した。
- 突然（↓印の部分），妊婦の意識が消失し，間代性強直性痙攣が発生した。**子癇発作**である。オキシトシン開始前後の血圧は正常であった。児頭が高く経腟分娩不能と判断し，グレードAの緊急帝王切開が行われ，3,096gの女児（臍帯動脈血 pH7.09，アプガースコア1分7点，5分9点）が無事娩出された。子癇発作の 20～30％は正常血圧から発症する。
- 子癇発作のみならず，てんかん発作など母体の意識消失発作，あるいはショック状態は子宮内に低酸素状態をもたらす。子癇発作中に記録されたこのCTGは，その明確な根拠となる。
- オキシトシンの適応，用量は正しく，実際の痛みは強くない。しかし，結果が悪ければ，頻回収縮にオキシトシンを継続している点は責めを受けても反論できない。

2. 急変するCTG

切迫早産のルーティンCTG（午前中）

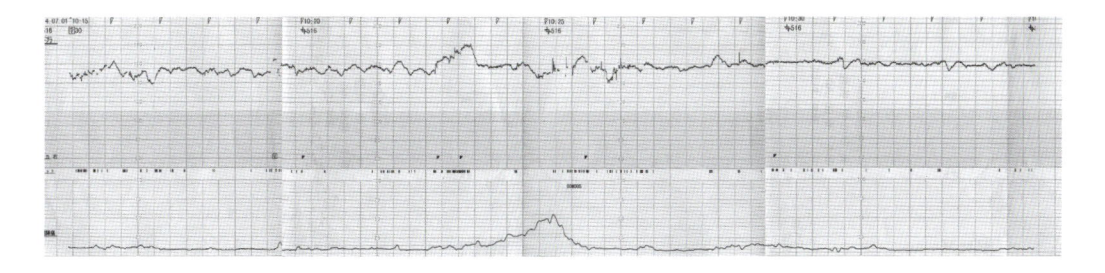

[p.137〜139は同一症例]

Point
❶ 34歳，初産婦。妊娠28週より切迫早産にて入院管理していた
❷ 33週，塩酸リトドリン使用中のNSTである

- 塩酸リトドリンは，切迫早産の治療にしばしば用いられる。本症例では，当初規則的な子宮収縮を認め，妊娠28週から低用量ではあるものの，持続点滴が行われていた。
- 心拍数基線は155〜160bpmで正常脈上限，基線細変動は10bpmで正常範囲だ。子宮収縮をわずかに認めるが，規則的なものではない。筆者は塩酸リトドリンの長期投与に反対である。理由はさまざまあるが，副作用として出現する母児の頻脈もその一つである。頻脈は，多くの現場で無視されているが，投与の減量，中止を考慮するべき副作用である。

2. 急変するCTG

熱発！（午後2時過ぎ）

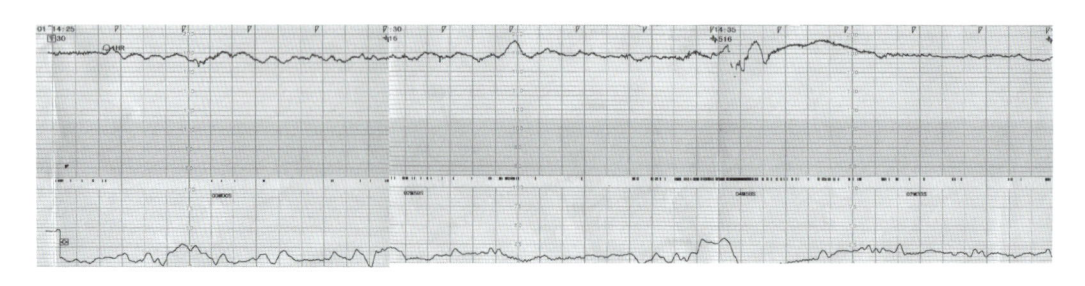

［前ページのつづき］

> **Point**
> ❶ 昼頃，妊婦は腹部が重く節々が痛いと訴える
> ❷ 午後2時過ぎに突然，体温が38.4℃に上昇した
> ❸ その際のNSTである

- 補液，クーリングを行い，原因検索を行った．白血球は9,500で，呼吸器，消化器症状はない．絨毛膜羊膜炎も否定はできないが，もしそうであれば切迫早産徴候が進行することが，一般的である．しかし，モニターでもわかるように子宮収縮はない．
- さまざまな培養検査や超音波検査を追加し，補液に抗菌薬を加えていたが，母体体温は38℃を超えたままで，胎児心拍数も頻脈が持続した．

2. 急変するCTG

シバリング，見当識障害出現（午後5時過ぎ）

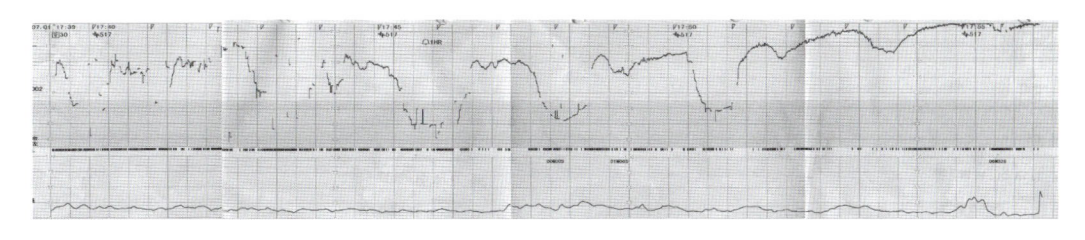

［前ページのつづき］

Point
- ❶午後5時過ぎ，母体にシバリング，見当識障害が出現し，CTGも急変した
- ❷グレードAの緊急帝王切開が行われ，10分後1,937gの女児（pH 7.35，アプガースコア1分5点，5分8点）を娩出した
- ❸術後，母体は収縮期血圧60台でICU管理となった

- CTGでは，非特異的な心拍数低下が連続している。子宮収縮もなく，変動一過性徐脈様だが，30秒以上を経過し最下点に到達している部分もある。これは，前述の子癇発作の症例と同様，母体循環動態が不安定で，子宮への酸素供給が減少したための変化である。特に胎児心拍数波形を分類する必要はない。
- 原因は**敗血症性ショック**である。手術直前の白血球は2,200に低下し，後に血液培養でセラチアが同定された。原因は長期点滴のための留置針であった。
- 筆者の施設の産科病棟では，少なくとも4日に1回は，留置針を差し替えている。しかし，本症例では長期間の点滴投与で，妊婦が頻回の留置針挿入を嫌がり，10日間留置針を交換していなかった。医原性の感染症である。
- 患者の気持ちに配慮することは大切だが，マニュアル（この場合，感染管理委員会が定めた留置針の交換期間）に沿った対応の意義を患者に理解させることも重要である。

2. 急変するCTG

徐脈のその先……

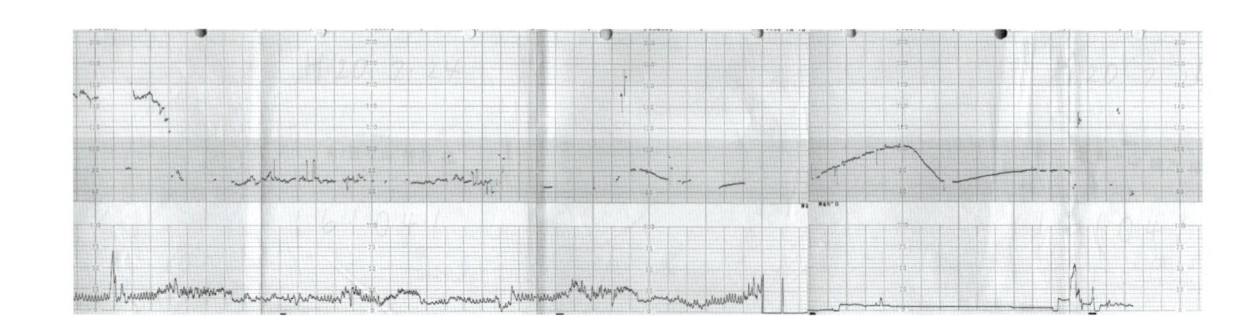

> **Point**
> ❶27歳，1回経産婦。妊娠29週，妊娠高血圧症候群と胎児発育不全で入院管理中であった
> ❷深夜，胎動がないことを心配し，勤務室を訪れた際，装着したCTGである

- 妊娠により，母体の循環血液量は1.3～1.5倍に増加する。正常経過をたどる妊婦では末梢血管抵抗が低下し，血圧は正常に保たれる。しかし，妊娠高血圧症候群では末梢血管抵抗が増加し，血圧が増加する。
- 末梢血管抵抗の増加は，胎盤血流量を減少させる（胎盤機能不全）。したがって，妊娠高血圧症候群で胎児発育不全（fetal growth restriction；FGR）を伴う場合は，要注意なのである。
- この症例は16年前のものである。正常脈から突然徐脈が出現し，後半は心拍数が不穏に上下動している。当時，徐脈の後は心拍はそのまま停止するものと思っていたが，そうではないらしい。
- この症例の児は，その後，緊急帝王切開が行われ娩出したが，死亡した。

2. 急変するCTG

2度と出会いたくないCTG

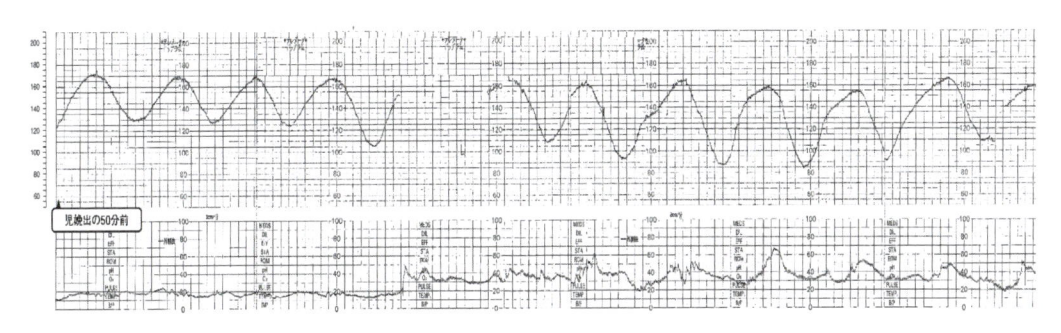

（産科医療補償制度胎児心拍数モニターに関するワーキンググループ．脳性麻痺事例の胎児心拍数陣痛図（波形パターンの判読と注意点）．2014．公益財団法人日本医療機能評価機構より引用）

Point
1. 脳性麻痺の事例である
2. 41週，オキシトシンによる分娩誘発中のものである
3. 全開大し，吸引分娩とクリステレルが繰り返されたが娩出困難で，帝王切開が選択されている
4. 手術待機中のCTGである

- このCTGこそ，徐脈のその先である。産科医療補償制度の原因分析を通じ，複数症例で，徐脈のその先に迷走する心拍数基線が出現していた（文献）。高度の低酸素状態が持続し，自律神経系のみならず心機能も破綻しきわめて深刻な状態と推察する。
- あえて判読するなら，基線細変動消失を伴った遅発一過性徐脈あるいは非典型的なサイナソイダルパターンとなるが，何か，道に迷って迷走する心拍数基線である。
- 2度と出会いたくない波形である。
- 実際の現場では，絶対にこの波形に出会うことがないよう管理していただきたい。

V 症例検討

2. 急変するCTG

CTGが急変したら

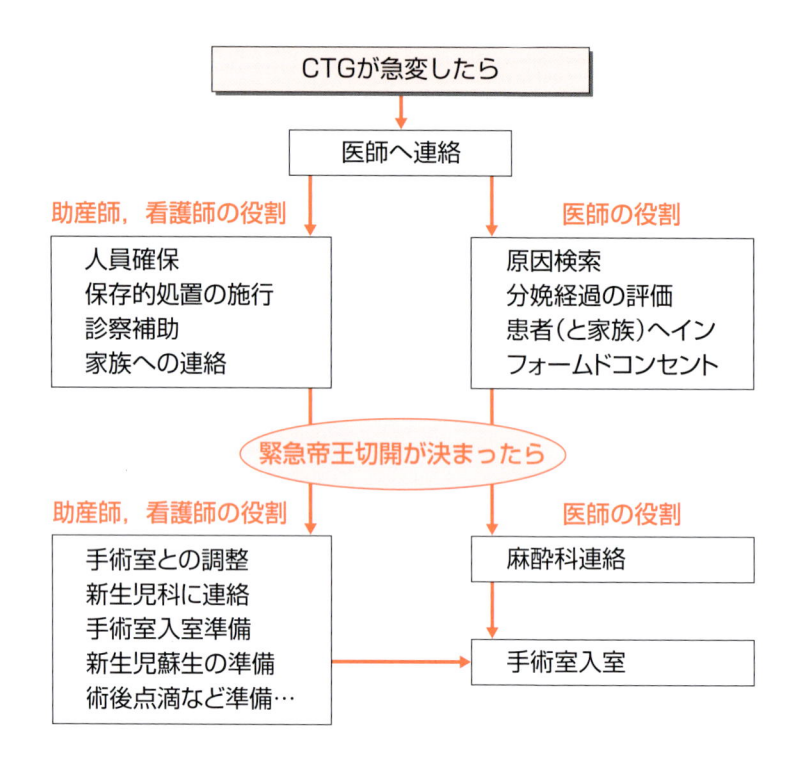

```
         ┌──────────────┐
         │ CTGが急変したら │
         └──────┬───────┘
                ↓
         ┌──────────────┐
         │   医師へ連絡   │
         └──────┬───────┘
    ┌──────────┴──────────┐
    ↓                      ↓
助産師，看護師の役割      医師の役割
┌─────────────┐     ┌──────────────────┐
│ 人員確保     │     │ 原因検索          │
│ 保存的処置の施行│     │ 分娩経過の評価     │
│ 診察補助     │     │ 患者（と家族）へイン│
│ 家族への連絡  │     │ フォームドコンセント│
└─────┬───────┘     └────────┬─────────┘
      └──────┬─────────────┘
             ↓
      ╭───────────────────╮
      │ 緊急帝王切開が決まったら │
      ╰──────┬────────────╯
    ┌────────┴──────────┐
    ↓                    ↓
助産師，看護師の役割    医師の役割
┌──────────────┐   ┌──────────┐
│ 手術室との調整  │   │ 麻酔科連絡 │
│ 新生児科に連絡  │   └─────┬────┘
│ 手術室入室準備  │         ↓
│ 新生児蘇生の準備│   ┌──────────┐
│ 術後点滴など準備…│──→│ 手術室入室 │
└──────────────┘   └──────────┘
```

> **Point**
> ❶ 緊急時の助産師の役割は多岐にわたる
> ❷ 医師から出る指示や，刻々と変化する妊産婦の状況に，1人では迅速に対応できない
> ❸ まず，人員を確保する

- 直前まで健全な状態であったとしても，CTGは急激に変化することがある。これに対応できるのは優れた1人の医師でもなければ，助産師でもない。チーム力である。医師の作業量と比較し，助産師（看護師）が行うべきことは多岐にわたる。救急対応は，チーム力が問われているのである。
- 常日頃から，急変時に備えたシミュレーションを行い，すべてのスタッフが同じ意識を持ち，また，すべてのスタッフがすべての役割を担えるユーティリティープレーヤーであるよう，訓練しておくことが肝要である。
- チーム力を向上させることは，クリニカルラダーレベルⅣを持つ者の重要な責務である。
  （図は筆者の施設の連絡手順で，医者の負担を極力減らし，迅速に対応できるようにしている。一方で，助産師，看護師の負担は大きい。しかし，助産師，看護師は常時複数名勤務しており，そのチーム力が勝敗を決する。）

コラム

脳性麻痺の歴史は一人の英国人から始まった……

　1810年，ロンドンで生まれたWilliam John Littleは，4歳で小児麻痺を患った。その影響で左尖足に悩まされた彼は，ドイツに渡り，ハノーバーで当時の先端医療であった皮下切腱術を受ける。そして，その手術の成功が，後に英国整形外科の開拓者といわれる外科医を誕生させることになったのである。

　自身の治癒に感銘を受けたLittleは，外科医となりベルリン大学で学位を取得し，1837年に帰国，整形外科ロンドン学派の拠点となる整形外科専門病院を創設した。その後，多くの痙性麻痺患者を診察し，1861年，Obstetrical Society of Londonの講演で，分娩が新生児の神経筋系に重要な損傷を与える可能性のあることを，63症例の検討をもとに報告した。また，同時に難産，未熟児，新生児仮死がそのリスク因子となることを指摘し，運動障害のみならず知的障害，言語障害，てんかんなどの重複した症状を呈することにも言及した。

　当時Little（リットル）病と言われた脳性麻痺（cerebral palsy；CP）疾患概念の誕生である。

　周産期医療の発達により，過去60年間，母体死亡率や周産期死亡率は著明な減少を果たしてきたにもかかわらず，脳性麻痺の発生頻度は変化していない。また，脳性麻痺がいかなる原因により，いつ傷害を受け，発症するのかについて，論争は続いている。分娩中の低酸素症（birth asphyxia）が脳性麻痺の主たる原因とするLittleの報告以降，多くの研究が分娩前の要因にこそ脳性麻痺の原因があると指摘してきた。しかし，birth asphyxiaが原因となる脳性麻痺の割合は報告により異なり，3％から52％に拡散し，1987年から2012年の25年間，一定の傾向を示すことはない。birth asphyxiaの基準や脳性麻痺の診断時期が統一されていないことが，その一因ではあるが，まさに1861年のLittleの呪縛が今も生き続けているのである[10]。

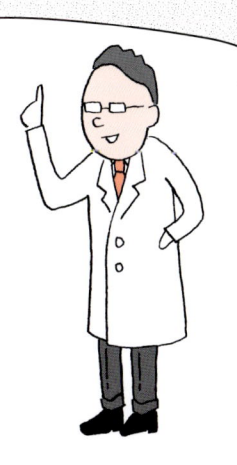

3. 脳性麻痺の事例から

各国・地域における脳性麻痺の発生頻度の推移

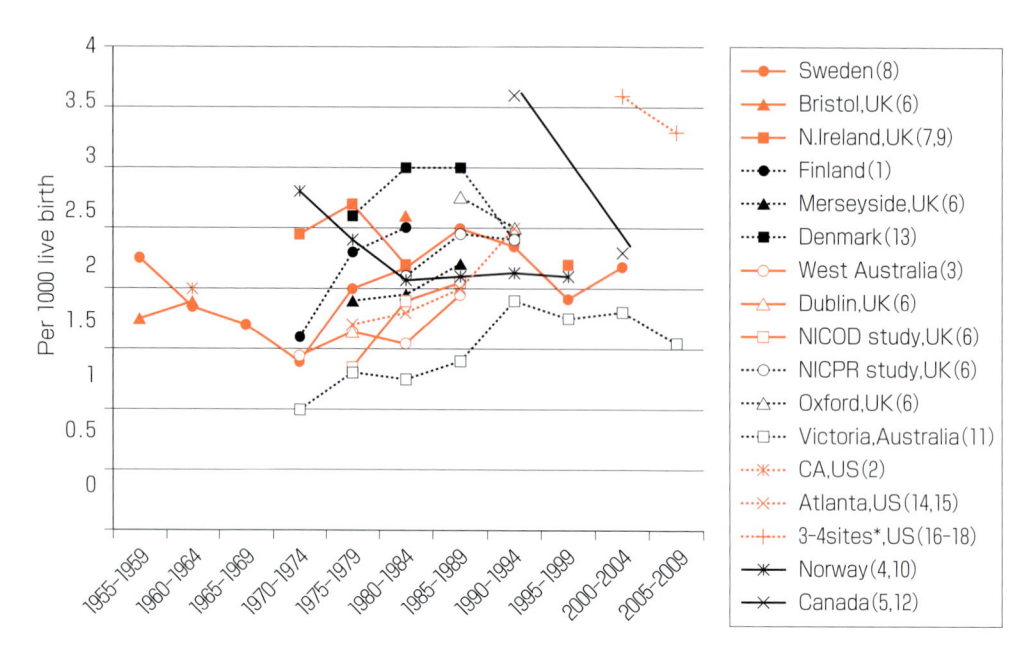

（グラフ：縦軸 Per 1000 live birth、横軸 1955-1959 ～ 2005-2009）

凡例：
- Sweden(8)
- Bristol,UK(6)
- N.Ireland,UK(7,9)
- Finland(1)
- Merseyside,UK(6)
- Denmark(13)
- West Australia(3)
- Dublin,UK(6)
- NICOD study,UK(6)
- NICPR study,UK(6)
- Oxford,UK(6)
- Victoria,Australia(11)
- CA,US(2)
- Atlanta,US(14,15)
- 3-4sites*,US(16-18)
- Norway(4,10)
- Canada(5,12)

（文献1～18)より引用作成．括弧は引用文献番号を示す．
*2000-2004 AL, WI, GA. 2005-2009 AL, GA, MO.)

Point
❶ 脳性麻痺の発生頻度は，およそ1,000分娩に1.5～3.0である
❷ この頻度は過去60年間変化していない

- 諸外国における脳性麻痺の発生頻度を図に示す[1～18]。脳性麻痺は年代を問わずおよそ1,000出生に1.5～3（平均2～2.5）の頻度で発生しているが，1980年代をピークに一過性に増加している。この一過性の増加には，低出生体重児や早産児の生存率向上が関与すると指摘されている。しかし，現在でも脳性麻痺時の2/3は正期産児である。
- 次項（p.146～157）以降，日本医療機能評価機構の産科医療補償制度胎児心拍数モニターに関するワーキンググループより公表されているCTGを転用し，いかなる状況で脳性麻痺が発症しているか解説する。

文献

1) Riikonen R, Raumavirta S, Sinivuori E, Seppälä T. Changing pattern of cerebral palsy in the southwest region of Finland. Acta Paediatr Scand. 1989; 78: 581-7.
2) Torfs CP, van den Berg B, Oechsli FW, Cummins S. Prenatal and perinatal factors in the etiology of cerebral palsy. J Pediatr. 1990 Apr; 116(4): 615-9.
3) Stanley FJ, Watson L. Trends in perinatal mortality and cerebral palsy in Western Australia, 1967 to 1985. BMJ. 1992; 304(6843): 1658-63.
4) Meberg A, Broch H. A changing pattern of cerebral palsy. Declining trend for incidence of cerebral palsy in the 20-year period 1970-89. J Perinat Med. 1995; 23: 395-402.
5) Manning FA, Bondaji N, Harman CR, Casiro O, Menticoglou S, Morrison I, Berck DJ. Fetal assessment based on fetal biophysical profile scoring. VIII. The incidence of cerebral palsy in tested and untested perinates. Am J Obstet Gynecol. 1998; 178: 696-706.
6) Parkes J, Donnelly M, Hill N: Section 9: Trends in cerebral palsy over time. Focusing on Cerebral Palsy. Reviewing and communicating needs for services. Scope, London, www.scope.org.uk, p33-38, 2001.
7) Parkes J, Dolk H, Hill N, Pattenden S. Cerebral palsy in Northern Ireland: 1981-93. Paediatr Perinat Epidemiol. 2001; 15: 278-86.
8) Himmelmann K, Hagberg G, Uvebrant P. The changing panorama of cerebral palsy in Sweden. X. Prevalence and origin in the birth-year period 1999-2002. Acta Paediatr. 2010; 99: 1337-43.
9) Dolk H, Parkes J, Hill N. Trends in the prevalence of cerebral palsy in Northern Ireland, 1981-1997. Dev Med Child Neurol. 2006; 48: 406-12; discussion 405.
10) Andersen GL, Irgens LM, Haagaas I, Skranes JS, Meberg AE, Vik T. Cerebral palsy in Norway: prevalence, subtypes and severity. Eur J Paediatr Neurol. 2008; 12: 4-13.
11) Reid SM, Carlin JB, Reddihough DS. Rates of cerebral palsy in Victoria, Australia, 1970 to 2004: has there been a change? Dev Med Child Neurol. 2011; 53: 907-12.
12) Oskoui M, Joseph L, Dagenais L, Shevell M. Prevalence of Cerebral Palsy in Quebec: Alternative Approaches. Neuroepidemiology. 2013; 40: 264-8.
13) Topp M, Uldall P, Greisen G. Cerebral palsy births in eastern Denmark, 1987--90: implications for neonatal care. Paediatr Perinat Epidemiol. 2001; 15: 271-7.
14) Winter S, Autry A, Boyle C, Yeargin-Allsopp M. Trends in the prevalence of cerebral palsy in a population-based study. Pediatrics. 2002; 110: 1220-5.
15) Murphy CC, Yeargin-Allsopp M, Decouflé P, Drews CD. Prevalence of cerebral palsy among ten-year-old children in metropolitan Atlanta, 1985 through 1987. J Pediatr. 1993; 123: S13-20.
16) Yeargin-Allsopp M, Van Naarden Braun K, Doernberg NS, Benedict RE, Kirby RS, Durkin MS. Prevalence of cerebral palsy in 8-year-old children in three areas of the United States in 2002: a multisite collaboration. Pediatrics. 2008; 121: 547-54.
17) Arneson CL, Durkin MS, Benedict RE, Kirby RS, Yeargin-Allsopp M, Van Naarden Braun K, Doernberg NS. Prevalence of cerebral palsy: Autism and Developmental Disabilities Monitoring Network, three sites, United States, 2004. Disabil Health J. 2009; 2: 45-8.
18) Kirby RS, Wingate MS, Van Naarden Braun K, Doernberg NS, Arneson CL, Benedict RE, Mulvihill B, Durkin MS, Fitzgerald RT, Maenner MJ, Patz JA, Yeargin-Allsopp M. Prevalence and functioning of children with cerebral palsy in four areas of the United States in 2006: a report from the Autism and Developmental Disabilities Monitoring Network. Res Dev Disabil. 2011; 32: 462-9.

3. 脳性麻痺の事例から

脳性麻痺の事例（1）

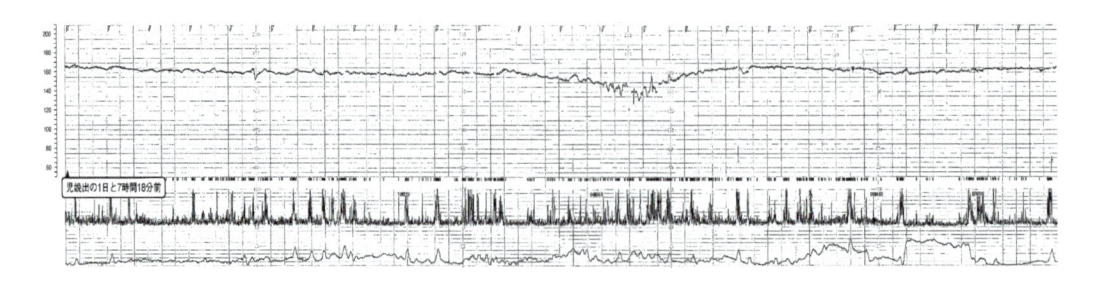

（産科医療補償制度胎児心拍数モニターに関するワーキンググループ.脳性麻痺事例の胎児心拍数陣痛図（波形パターンの判読と注意点）.2014.公益財団法人日本医療機能評価機構より引用）

チェックマークパターン

（産科医療補償制度胎児心拍数モニターに関するワーキンググループ.脳性麻痺事例の胎児心拍数陣痛図（波形パターンの判読と注意点）.2014.公益財団法人日本医療機能評価機構より引用）

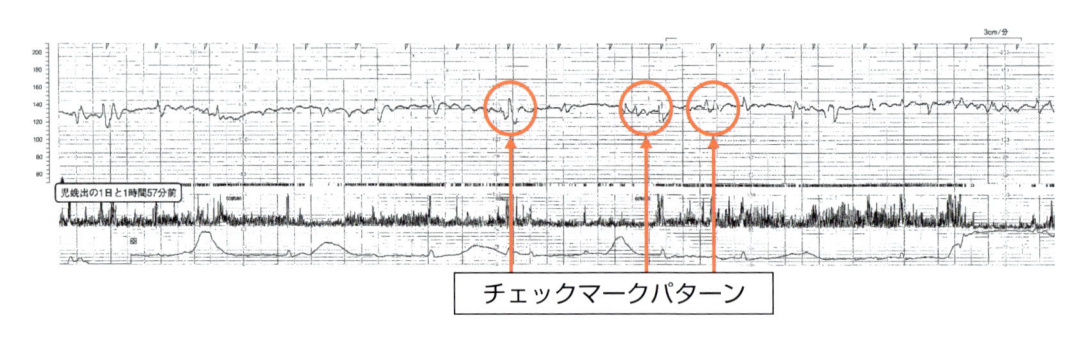

（産科医療補償制度胎児心拍数モニターに関するワーキンググループ.脳性麻痺事例の胎児心拍数陣痛図（波形パターンの判読と注意点）.2014.公益財団法人日本医療機能評価機構より引用）

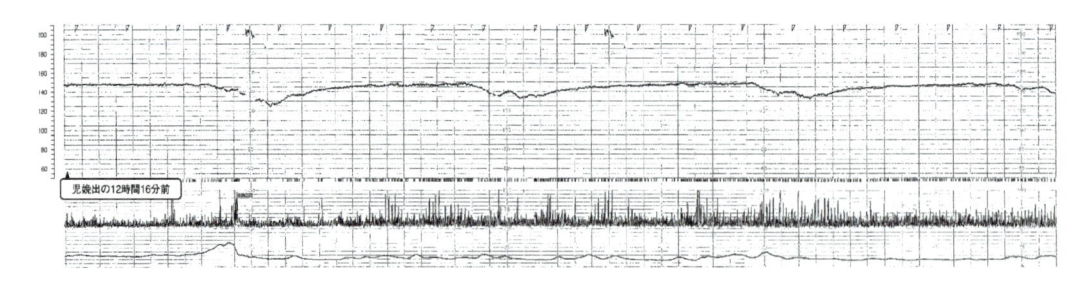

3. 脳性麻痺の事例から

事例 (1) のつづき

> **Point** ❶妊娠高血圧で管理入院中，妊娠35週のCTGである

- 前ページ上段のCTGでも，すでに頻脈があり，基線細変動も減少気味である。子宮収縮こそ不明瞭だが，緩やかに下降し，緩やかに回復する一過性徐脈が遷延している。前ページ中段では，遅発一過性徐脈とチェックマークパターンが出現し，上図では基線細変動が消失している。
- 妊娠高血圧症候群による胎盤循環不全が徐々に胎児の声（体力）を奪っていく様が見て取れる。現場が，いかなる解釈と根拠をもってこのCTGを経過観察としたかは不明だが，このモニターの変化をよく目に焼き付けておいていただきたい。
- もう一つこの症例で指摘したいのは，血圧の推移である。児娩出の1日と7時間18分前（前ページ上段CTG）の時点で，母体の血圧は190〜210 / 110〜140mmHgに増加している。CTGにこだわらず，全身状態や分娩の進行を評価し，妊娠の中断，あるいは急速遂娩を検討することも大切である。

3. 脳性麻痺の事例から

脳性麻痺の事例 (2)

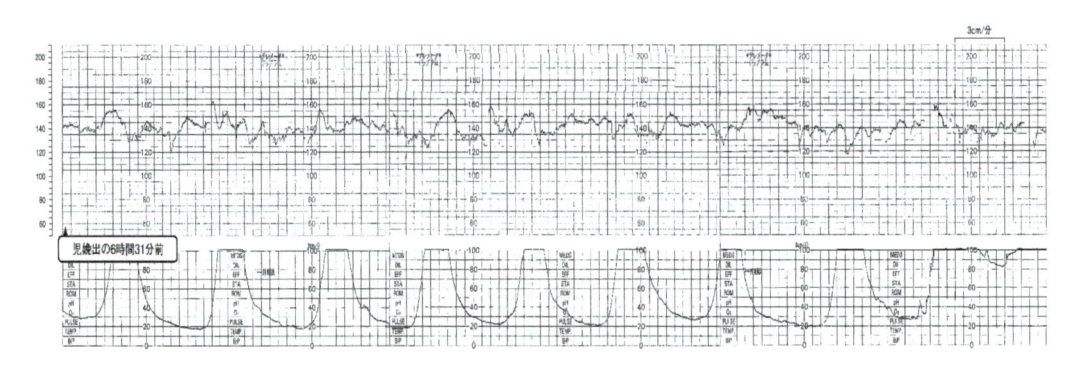

（産科医療補償制度胎児心拍数モニターに関するワーキンググループ.脳性麻痺事例の胎児心拍数陣痛図（波形パターンの判読と注意点）.2014.公益財団法人日本医療機能評価機構より引用）

オキシトシン投与中止／酸素投与開始

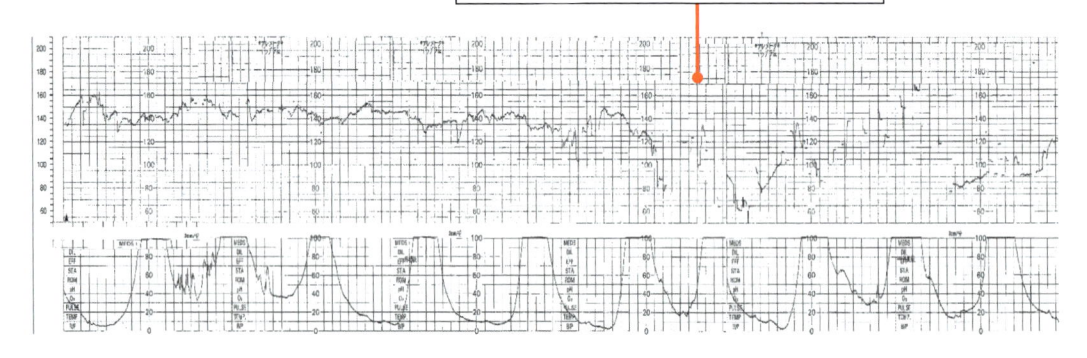

（産科医療補償制度胎児心拍数モニターに関するワーキンググループ.脳性麻痺事例の胎児心拍数陣痛図（波形パターンの判読と注意点）.2014.公益財団法人日本医療機能評価機構より引用）

> **Point**
> ❶妊娠41週，オキシトシンによる分娩誘発中，分娩6時間半前からの連続したCTGである

- 上段は一過性頻脈も認め，健常と判読できる。
- 下段後半，突然徐脈が出現する。分娩誘発に限らず，CTGは急変することがある。点滴の中止と酸素投与は妥当な対応である。

3. 脳性麻痺の事例から

事例（2）のつづき

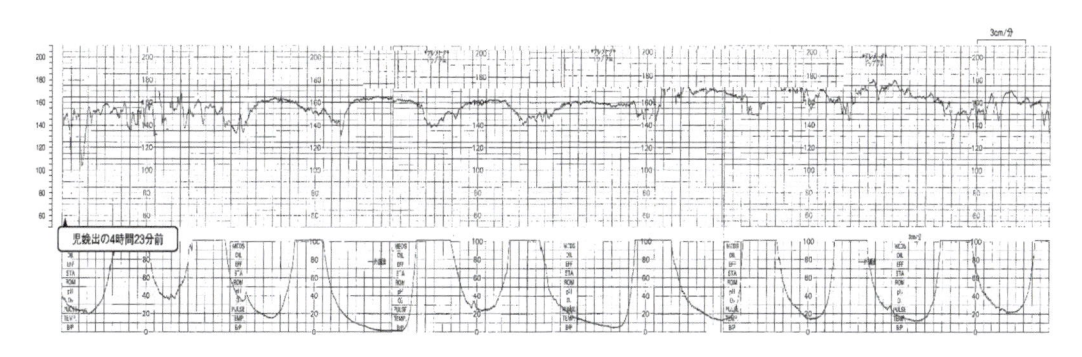

（産科医療補償制度胎児心拍数モニターに関するワーキンググループ.脳性麻痺事例の胎児心拍数陣痛図（波形パターンの判読と注意点）.2014.公益財団法人日本医療機能評価機構より引用）

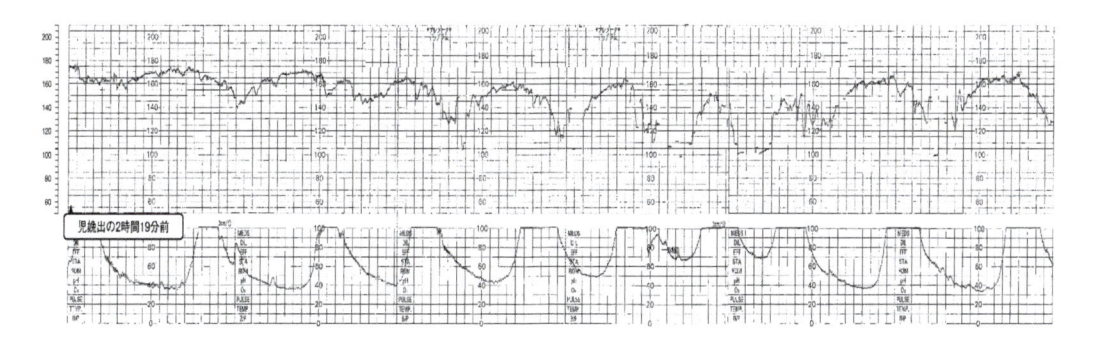

（産科医療補償制度胎児心拍数モニターに関するワーキンググループ.脳性麻痺事例の胎児心拍数陣痛図（波形パターンの判読と注意点）.2014.公益財団法人日本医療機能評価機構より引用）

Point
❶前ページに引き続くCTGである
❷オキシトシンの中止により徐脈は改善したが，一過性変動が繰り返し出現している

3. 脳性麻痺の事例から

事例（2）の分娩直前

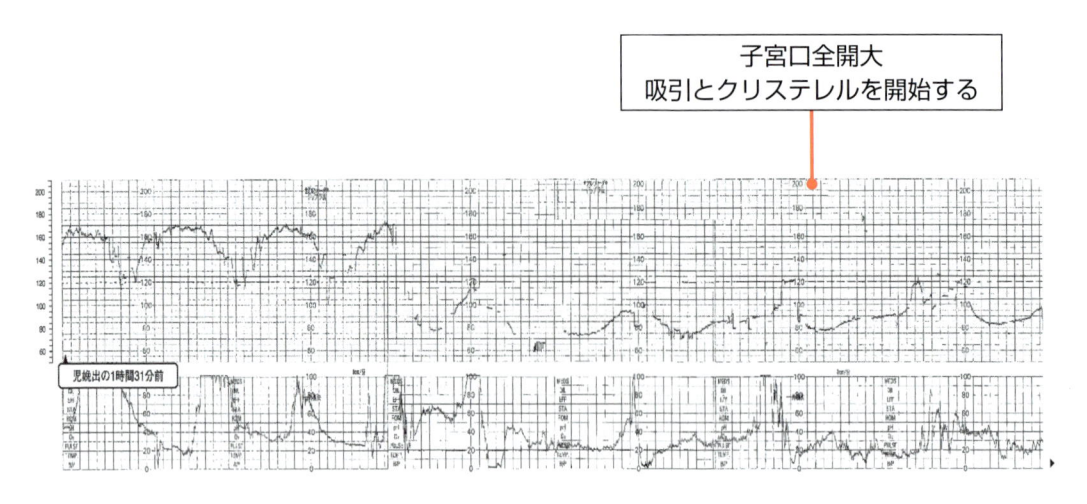

> 子宮口全開大
> 吸引とクリステレルを開始する

（産科医療補償制度胎児心拍数モニターに関するワーキンググループ.脳性麻痺事例の胎児心拍数陣痛図（波形パターンの判読と注意点).2014.公益財団法人日本医療機能評価機構より引用）

> **Point**
> ❶徐脈となり，子宮口全開大と同時に，吸引分娩とクリステレル圧出法を開始している
> ❷この後，児は娩出せず，帝王切開分娩となった

- 問題は徐脈後，出現した繰り返す一過性変動である（前ページ上段）。第Ⅳ章（p.98～101）を思い出してもらいたい。現場の助産師，医師はこの波形を一過性頻脈と判読し，経過を観察している。前ページ上段 CTG 前半の波形は，比較的速やかに 30 秒以内に心拍数が増加している。しかし，後半部分はそうでもない。緩やかに増加しているのではなく，緩やかに低下し，緩やかに回復しているのだ。
- また，前ページ下段では，繰り返す遅発一過性徐脈が徐々にその心拍数の低下時間を延長し，遷延一過性徐脈に移行している。繰り返す遅発一過性徐脈が遷延一過性徐脈に移行すれば，その後短時間で自律神経系は破綻する。前ページ下段の CTG は，まさに波頭が崩れる（ブレイクする）寸前といえる。
- その後は坂を下るように崩壊していく（上図）。医療介入のチャンスは遅発一過性徐脈が繰り返し出現している間なのである。実際，この後，手術待機中に，あの 2 度と出会いたくない CTG 波形が出現している。

3. 脳性麻痺の事例から

脳性麻痺の事例（3）

入院時モニター
分娩1日前
メトロイリンテル挿入

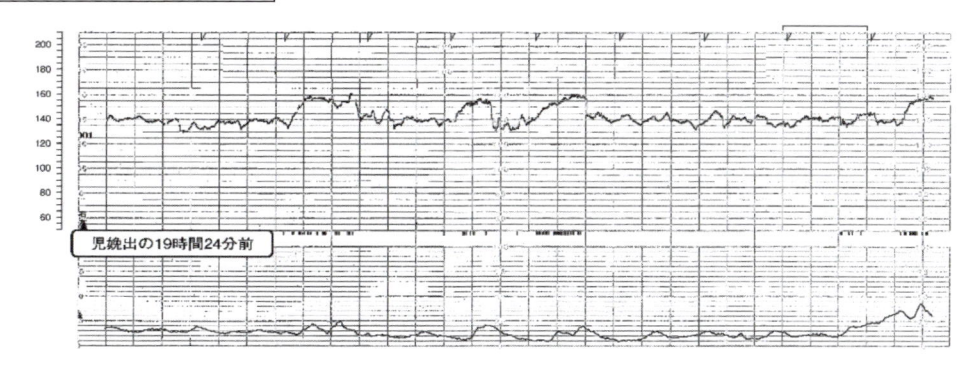

児娩出の19時間24分前

（産科医療補償制度胎児心拍数モニターに関するワーキンググループ. 脳性麻痺事例の胎児心拍数陣痛図（波形パターンの判読と注意点）. 2014. 公益財団法人日本医療機能評価機構より引用）

> **Point**
> ❶ 妊娠41週，過期妊娠予防のための分娩誘発を目的に入院した
> ❷ 頸管熟化を促す目的で入院当日はメトロイリンテルが挿入され，その際のCTGである

- 分娩誘発には医学的適応と社会的適応がある。社会的適応は原則患者，家族が希望し，その要約を満たした場合に行われる。
- 一方，医学的適応は母児を保護するため，妊娠の中断が必要と医師が判断した場合に行われる。過期妊娠は胎盤機能の低下などから，児の予備能力を奪う。従って，本症例のように，予定日を経過し，過期妊娠を予防するために行われる分娩誘発は妥当な対応である。
- 子宮収縮薬を使用する条件の一つに，頸管の熟化がある。頸管が熟化していない場合，本症例のようにメトロイリンテルや吸湿性頸管拡張材が用いられる。この際，収縮薬を併用することは禁止されており，単独で行っていることは適切である。
- 子宮収縮薬や頸管拡張操作は，その適応と要約はガイドラインを熟読し，厳守してほしい。p.168〜171を参照。

3. 脳性麻痺の事例から

事例 (3) のつづき［その 1］

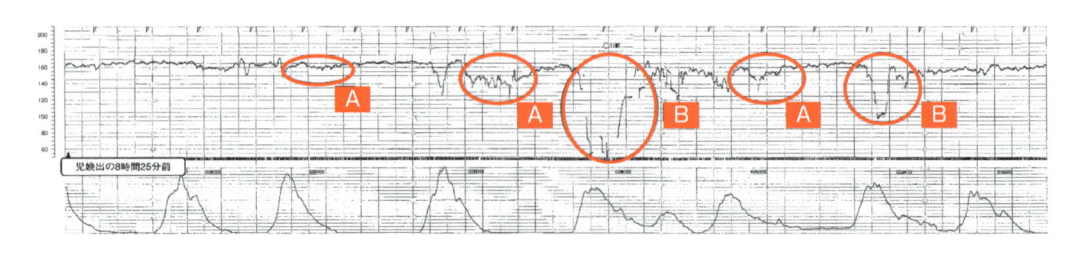

(産科医療補償制度胎児心拍数モニターに関するワーキンググループ. 脳性麻痺事例の胎児心拍数陣痛図（波形パターンの判読と注意点）. 2014. 公益財団法人日本医療機能評価機構より引用)

> **Point**
> ❶ 翌日，状況が変化する
> ❷ 産科医療補償制度原因分析委員会では，CTG 上の A は遅発一過性徐脈，B は変動一過性徐脈と判読している
> ❸ 母体体温は 37.7℃，白血球は 14,300 であった

- 頻脈と高度遅発一過性徐脈と判読すれば，レベル 4 である。母体体温や白血球数は，臨床的絨毛膜羊膜炎の定義こそ満たさないが，感染症を想起させる。また，CTG 上，すでに子宮収縮が確認されている。
- この時点で，レベル 4 とすれば，急速遂娩が必要になる。子宮収縮が有効陣痛であったかどうかの記録はない。この後投与される子宮収縮薬がいかなる判断で行われたのか不明である。

3. 脳性麻痺の事例から

事例 (3) のつづき [その2]

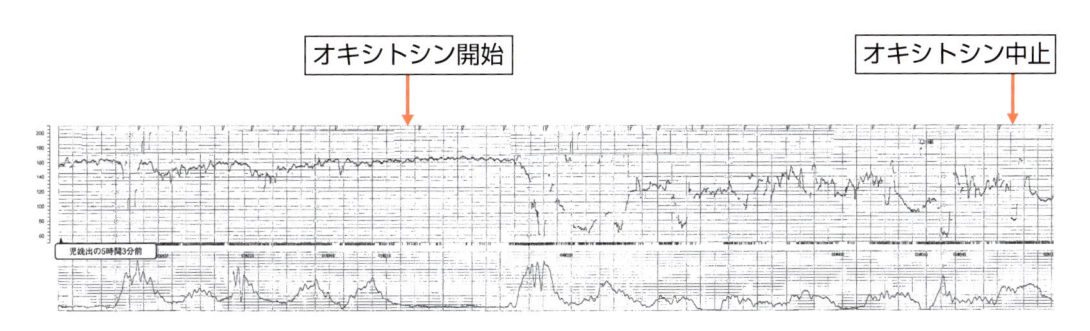

オキシトシン開始 → ／ ← オキシトシン中止

（産科医療補償制度胎児心拍数モニターに関するワーキンググループ.脳性麻痺事例の胎児心拍数陣痛図（波形パターンの判読と注意点）.2014.公益財団法人日本医療機能評価機構より引用）

> **Point**
> ❶オキシトシンが開始された
> ❷その直後に徐脈が発生し，約10分後オキシトシンは中止される

- この急激な変化は，胎児の予備能力に問題があったことを思わせる。投与直前，遅発一過性徐脈が繰り返し出現しており，胎児は盛んに低酸素状態であることを訴えている。低酸素の原因は，過期妊娠などによる胎盤循環不全，すなわち絨毛間腔への母体血流入の制限が疑われる。
- オキシトシンによる子宮収縮増強は，絨毛間腔への母体血流入をさらに制限する。おそらく，胎児の自律神経系の対応能力を超える低酸素状態が引き起こされたのだ。

Ⅴ 症例検討

3. 脳性麻痺の事例から

事例(3)のつづき［その3］

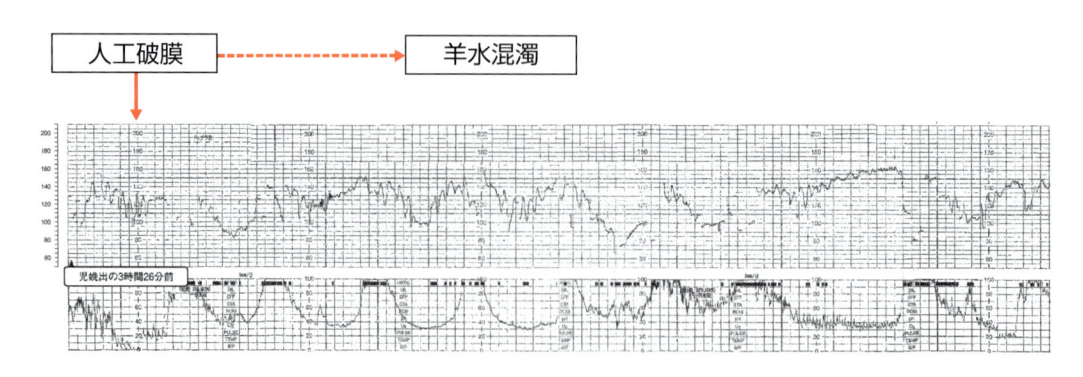

人工破膜 ----> 羊水混濁

（産科医療補償制度胎児心拍数モニターに関するワーキンググループ.脳性麻痺事例の胎児心拍数陣痛図（波形パターンの判読と注意点）.2014.公益財団法人日本医療機能評価機構より引用）

> **Point**
> ❶オキシトシン中止後，人工破膜が行われた
> ❷羊水は混濁していた

- 人工破膜は，分娩促進の方法としてしばしば用いられるが，明確な効果を示すエビデンスはない。また，羊水に母体が曝露することで，子宮型羊水塞栓を引き起こすリスクになる。子宮型羊水塞栓の原因がすべて明らかになったわけではないが，夫の因子が含まれる羊水に対する母体のアナフィラキシー反応がその要因として考えられている。したがって，分娩第1期に安易に人工破膜を行うことは勧められない。
- 羊水混濁が圧変化によることは，前述（第Ⅲ章 p.87 参照）したが，低酸素による胎児のあえぎ様呼吸運動は，胎便吸引症候群のリスクと指摘されている。
- CTG では高度遅発一過性徐脈が繰り返している。

3. 脳性麻痺の事例から

事例 (3) のつづき ［その4］

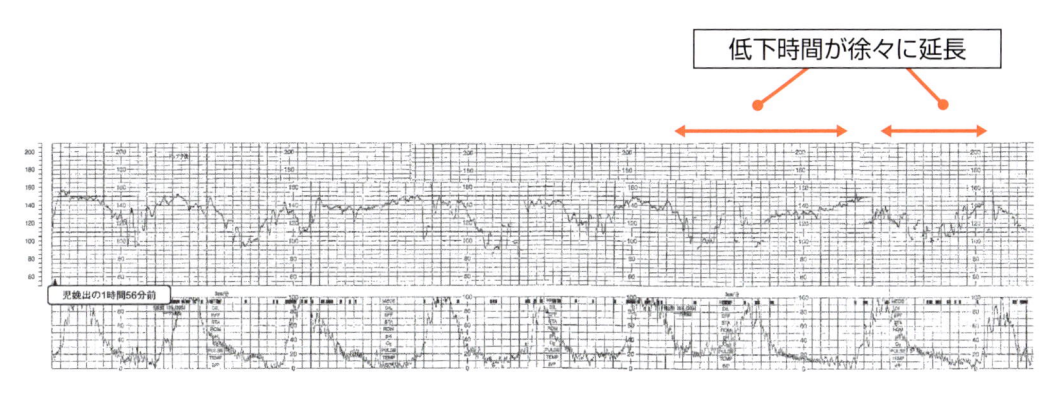

低下時間が徐々に延長

（産科医療補償制度胎児心拍数モニターに関するワーキンググループ.脳性麻痺事例の胎児心拍数陣痛図（波形パターンの判読と注意点）.2014.公益財団法人日本医療機能評価機構より作成）

Point
❶ 繰り返す遅発一過性徐脈が徐々にその心拍数の低下時間を延長し，遷延一過性徐脈に移行している

- 言うまでもなく，胎児の自律神経系機能の限界である。あとは波頭がブレイクするだけである。

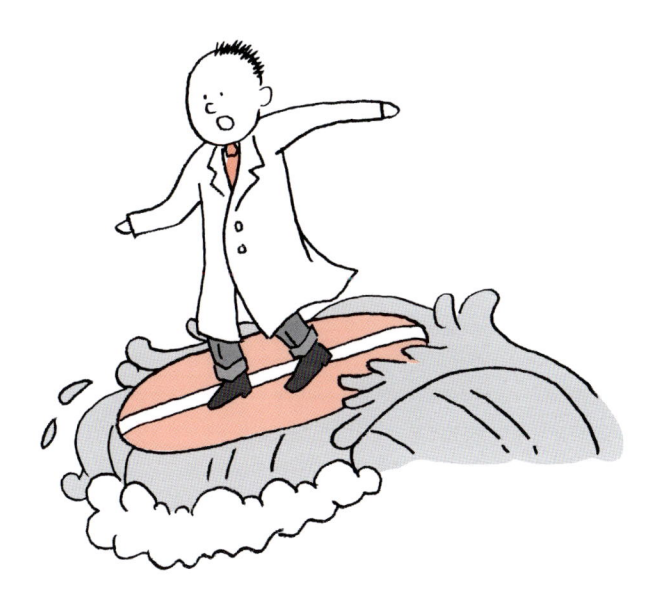

3. 脳性麻痺の事例から

事例(3)のつづき [その5]

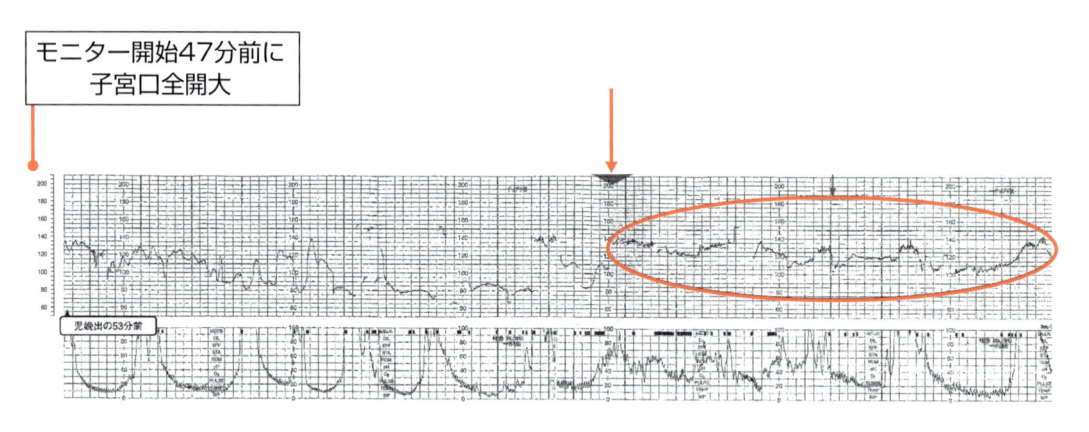

モニター開始47分前に
子宮口全開大

（産科医療補償制度胎児心拍数モニターに関するワーキンググループ.脳性麻痺事例の胎児心拍数陣痛図（波形パターンの判読と注意点）.2014.公益財団法人日本医療機能評価機構より引用）

> **Point**
> ❶子宮口が全開大後，心拍数基線は徐脈を呈する
> ❷しかし，突然，心拍数基線が改善する（↓印）

- 前半の徐脈は，急速遂娩を必要とする緊急事態だ。しかし，分娩の神様が降臨した（!?）。心拍数は突然回復している。
- ↓印以降の心拍数図は，2つの特徴を兼ね備えている。**インクが滲んだような基線細変動の増加**と子宮収縮に伴う**緩やかで大きな一過性頻脈**である。母体心拍の混入である。
- 全開大で心拍数基線が回復したと判断した現場は，そのまま経過を静観することになる。

3. 脳性麻痺の事例から

事例 (3) のつづき [その6]

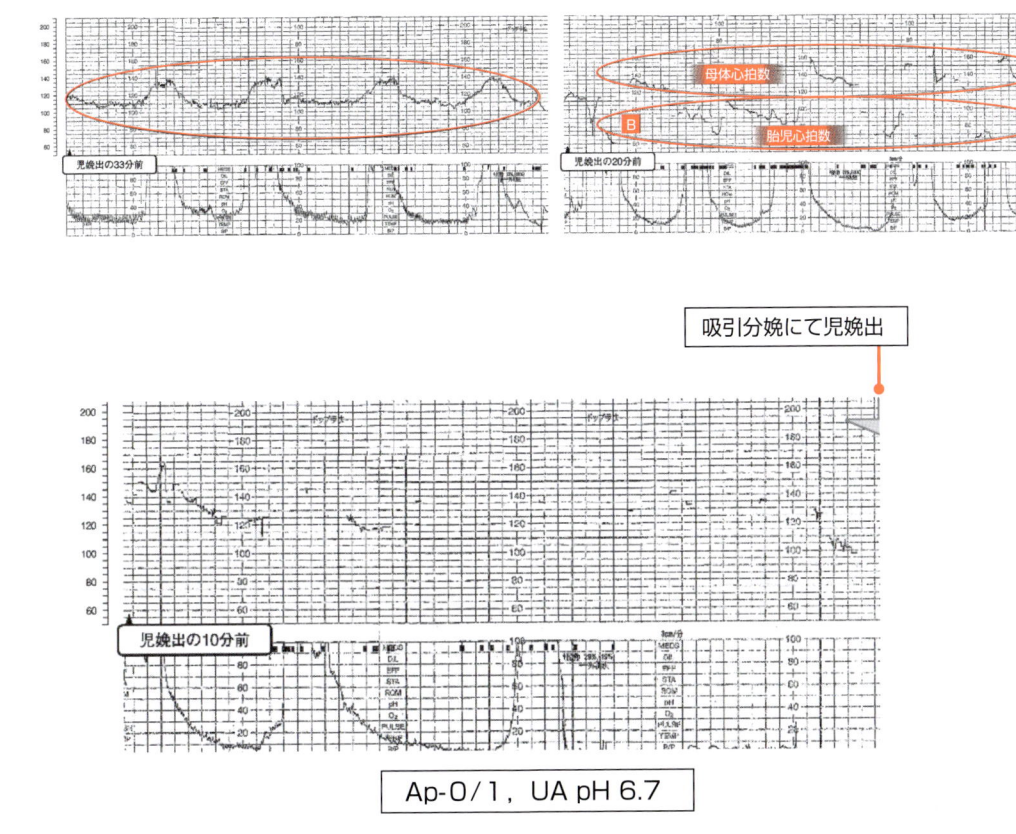

Ap-0/1, UA pH 6.7

(産科医療補償制度胎児心拍数モニターに関するワーキンググループ.脳性麻痺事例の胎児心拍数陣痛図（波形パターンの判読と注意点）.2014.公益財団法人日本医療機能評価機構より引用)

Point

❶ 上図左は典型的な母体心拍数波形で，右は母体と胎児の心拍が混在している

❷ 予定日を経過し（胎盤機能が低下し），感染徴候があり，子宮収縮薬が使用され，母体心拍が混入し，発生した症例である

- 脳性麻痺は，多様な要素が重なり発生する。解説は不要と思う。是非，指導者（クリニカルラダーレベルⅣ）として，この事例の教訓を活かしてほしい。

3. 脳性麻痺の事例から

隠されたさまざまな危険

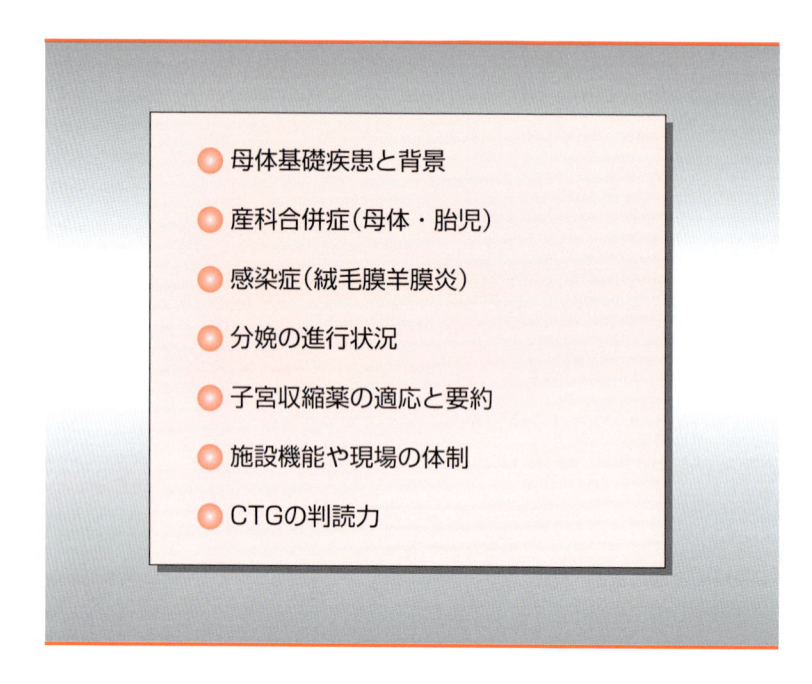

- 母体基礎疾患と背景
- 産科合併症（母体・胎児）
- 感染症（絨毛膜羊膜炎）
- 分娩の進行状況
- 子宮収縮薬の適応と要約
- 施設機能や現場の体制
- CTGの判読力

　出産は胎児にとって，人生初めての旅である。旅を見守る準備は完了したであろうか。
　CTGは，旅の間の胎児の情報を与えてくれる唯一のツールである。正しく判読することはきわめて重要だ。しかし，CTGがすべてというわけではない。胎児の安全を確保するには，母体の背景や分娩の進行状況，感染症の影響や薬剤使用法など，妊婦を取り巻くすべての状況を把握しておかねばならない。また，施設の診療機能や現場の体制についても正確に把握しておく必要がある。
　どこに危険が潜んでいるのか，どうすればその危険から母児を一番遠ざけることができるか，慎重かつ迅速に判断し，旅の安全を確保していただきたい。
　さあ，本書を閉じて，あなたの助けを待っている現場に戻ってください。

　旅が，母と子とその家族にとって，そして，あなたにとって，良いものになることを祈り，稿を閉じる。

付録

復習：問題集［知識を確認してみよう］	160
胎児心拍数図波形の定義	166
子宮収縮薬を用いた陣痛誘発と陣痛促進の注意点	168
CTGの評価とその対応 　胎児心拍数波形のレベル分類と判定， 　および波形分類に基づく対応と処置	172

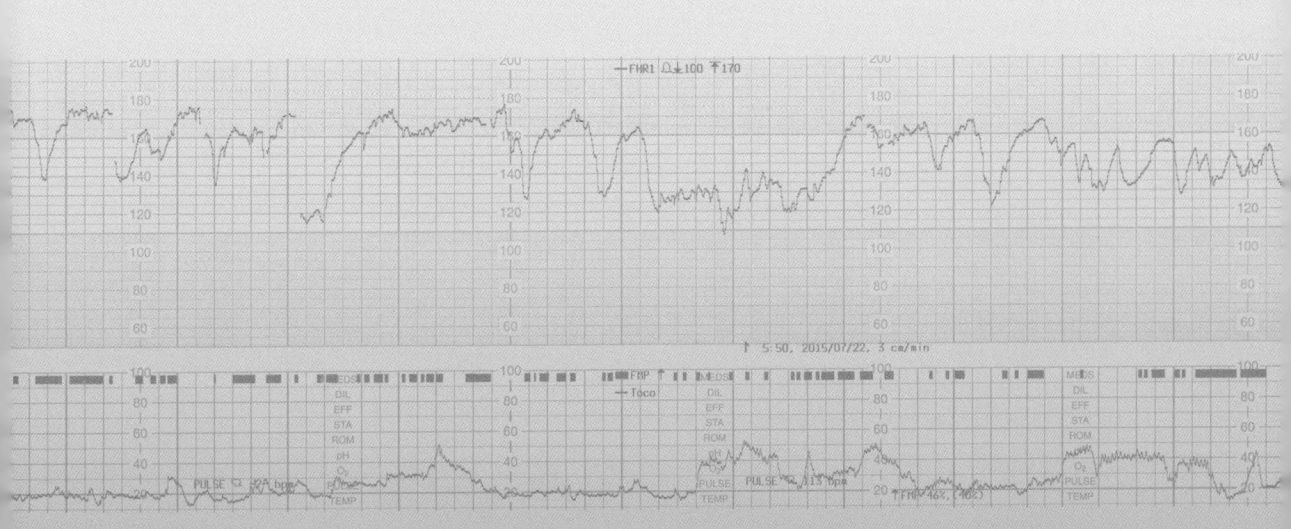

復習：問題集
知識を確認してみよう

> 問題を解いて知識を確認しよう
> （レベルⅠ，Ⅱに相当）

Q1 CTGで連続記録されるのはどれか。
    a. 胎児心拍数
    b. 胎児心拍数と血圧
    c. 胎児心拍数と子宮収縮
    d. 胎児心拍数と母体心拍数

Q2 交感神経の働きで正しいのはどれか。2つ選べ。
    a. 心拍数を増加させる。
    b. 心臓の収縮力を強める。
    c. ストレスで活動は低下する。
    d. 神経伝達物質はアセチルコリンである。

Q3 副交感神経の働きで正しいのはどれか。2つ選べ。
    a. 心拍数を低下させる。
    b. 内臓器の血管収縮作用がある。
    c. リラックスすると活動は低下する。
    d. 腹胸部に分布するものを迷走神経という。

Q4 CTG上，交感神経と副交感神経の協関作用を反映しているのはどれか。
    a. 心拍数基線
    b. 基線細変動
    c. 一過性頻脈
    d. 一過性徐脈

Q5 変動一過性徐脈の発生機序を説明する順番で正しいのはどれか。
    a. 血圧増加→圧受容器→交感神経刺激→心拍低下
    b. 血圧増加→化学受容器→交感神経刺激→心拍数低下
    c. 血圧増加→圧受容器→副交感神経刺激→心拍数低下
    d. 血圧増加→化学受容器→副交感神経刺激→心拍数低下

Q6 CTGの紙送り速度で正しいのはどれか。
    a. 1 cm/分
    b. 2 cm/分
    c. 3 cm/分
    d. 4 cm/分

Q7 CTGで判読すべき項目はどれか。5つ選べ。
    a. 胎児心拍数基線細変動
    b. 胎児心拍数基線
    c. 胎児呼吸様運動
    d. 一過性頻脈
    e. 一過性徐脈
    f. 子宮収縮
    g. 羊水量

Q8 心拍数基線について正しいのはどれか。
    a. 30分間の平均心拍数を指す。
    b. 心拍数は10の倍数で表現する。
    c. 一過性変動を加味して判断する。
    d. 2分以上持続している部分で判断する。

Q9 胎児心拍数基線の正常範囲はどれか。
    a. 110bpm～160bpm
    b. 110bpm～170bpm
    c. 120bpm～160bpm
    d. 120bpm～170bpm

Q10 心拍数基線細変動の定義で誤っているのはどれか。
    a. 細変動消失・・・・・・・3 bpm未満
    b. 細変動減少・・・・・・・5 bpm以下
    c. 細変動中等度・・・・・6～25bpm
    d. 細変動増加・・・・・・・26bpm以上

Q11 心拍数基線細変動が減少するのはどれか。
    a. 母体運動
    b. 低酸素状態
    c. 妊娠週数の進行
    d. 胎児呼吸様運動

Q12 一過性頻脈で正しいのはどれか。
    a. 胎動とは関連しない。
    b. 比較的急速に増加する。
    c. 子宮収縮に伴い出現する。
    d. 32週未満では出現しない。

Q13 CTG上，陣痛の指標で正確に評価できないのはどれか。
    a. 強度
    b. 周期
    c. 発作時間
    d. 間欠時間

Q14 30分間の平均で，10分間に何回以上の子宮収縮を頻回収縮と呼ぶか。
 a. 2回
 b. 3回
 c. 4回
 d. 5回

Q15 CTG 上，胎児が健常である状態はどれか。
 a. 心拍基線と基線細変動が正常であり，一過性頻脈がないとき。
 b. 心拍基線と基線細変動が正常であり，一過性頻脈と一過性徐脈があるとき。
 c. 心拍基線と基線細変動が正常であり，一過性頻脈と一過性徐脈がないとき。
 d. 心拍基線と基線細変動が正常であり，一過性頻脈があり，かつ一過性徐脈がないとき。

Q16 健常な胎児で出現しないのはどれか。
 a. 胎動
 b. 排便
 c. 筋緊張
 d. 呼吸様運動

Q17 遅発一過性徐脈について正しいのはどれか。
 a. 低酸素による。
 b. 血圧変動による。
 c. 断続的に出現する。
 d. 子宮収縮と関連しない。

Q18 CTG 上，圧変化による一過性徐脈の特徴はどれか。
 a. 急速に低下する。
 b. 低下が遷延しやすい。
 c. 子宮収縮に遅れて出現する。
 d. 一過性頻脈を伴うことはない。

Q19 一過性徐脈の心拍数減少が急速か緩やかかの判読に迷った場合，目安とする心拍数減少に要する時間はどれか。
 a. 10 秒
 b. 30 秒
 c. 1 分
 d. 2 分

Q20 遅発一過性徐脈の特徴として誤っているのはどれか。
 a. 繰り返し出現する。
 b. 緩やかに回復する。
 c. 左右非対称
 d. uniform

Q21 変動一過性徐脈の特徴として誤っているのはどれか。
 a. 子宮収縮に遅れて出現する。
 b. uniform にならない。
 c. しばしば頻脈を伴う。
 d. 急速に低下する。

Q22 胎児貧血に特徴的な波形はどれか。
 a. 徐脈
 b. 頻脈
 c. サイナソイダルパターン
 d. チェックマークパターン

身に付いたかどうか実践能力をはかろう（レベルⅢ，Ⅳに相当）

Q23 胎児酸血症（アシドーシス）が最も疑われる CTG 所見はどれか。
 a. 一過性頻脈の減少
 b. 基線細変動の減少
 c. 軽度変動一過性徐脈
 d. 軽度遅発一過性徐脈

Q24 胎児心拍数波形分類でレベル2の対応はどれか。
 a. 医師に報告する。
 b. モニターを終了する。
 c. 急速遂娩の準備をする。
 d. 医師の立会いを要請する。

Q25 医師に報告すべき CTG 所見はどれか。
 a. 一過性頻脈
 b. 基線細変動 6〜7bpm
 c. 胎児心拍数基線 155bpm
 d. チェックマークパターン

Q26 CTG 上，母体心拍の混入が最も疑われる所見はどれか。
 a. インクが滲んだような基線細変動の増加
 b. 子宮収縮に伴う大きな一過性徐脈
 c. 頻回な一過性頻脈
 d. 突然の徐脈

Q27 CTG に母体心拍混入を疑った場合，妥当な対応はどれか。
 a. 経皮的サチュレーションモニターを装着する。
 b. 心電図モニターを装着する。
 c. 自動血圧計を装着する。
 d. 脈拍数を確認する。

Q28 NSTでnon-reactive patternであった場合，胎児の予備能力を評価する方法はどれか。3つ選べ。
 a. 超音波による臍帯位置の確認
 b. 超音波による胎児血流計測
 c. BPS
 d. CST

Q29 妊娠管理中，胎児機能不全が最も疑われるのはどれか。
 a. 母体の血圧増加
 b. 児の発育停滞
 c. 尿糖強陽性
 d. 羊水過少

Q30 陣痛発来の入院時CTGが健常であり，胎児心拍数を間欠的聴取に切り替えた。連続モニターを再開すべき状態はどれか。
 a. 少量の性器出血があった。
 b. 腰痛を訴えた。
 c. 便意を訴えた。
 d. 破水した。

Q31 遅発一過性徐脈でしばしば認められるのはどれか。
 a. 徐脈部分の基線細変動は増加する。
 b. 子宮収縮にかかわらず出現する。
 c. 連続する場合，波形は異なる。
 d. 徐脈前後に頻脈を伴う。

Q32 一過性頻脈の特徴はどれか。
 a. 開始から30秒以上の経過で30bpm以上増加する。
 b. 開始から30秒以上の経過で15bpm以上増加する。
 c. 開始から30秒未満の経過で15bpm以上増加する。
 d. 開始から30秒未満の経過で30bpm以上増加する。

Q33 CTG上，心拍数記録が突然スキップした。考えられる原因はどれか。
 a. ダブリング
 b. 母体心拍混入
 c. ハーヴィング
 d. 上記のすべて

Q34 妊娠36週，妊娠高血圧症候群のため，分娩誘発を検討している。NSTで心拍数基線は150bpm，基線細変動は10bpm，一過性頻脈がない。分娩方針につき妥当な選択はどれか。
 a. 経過観察とする。
 b. 選択的帝王切開を勧める。
 c. CSTにより方針を決める。
 d. 子宮収縮薬による分娩誘発を行う。

Q35 進行分娩でCTG管理中，突然の徐脈が出現した。母体に自覚症状はない。まず行うべき対応はどれか。
 a. 内診
 b. 体位変換
 c. ラインの確保
 d. 緊急帝王切開

Q36 27歳初産婦。陣痛発来で来院した。入院時のルーティン検査に異常は認めなかった。3時間後，検温のところ体温は38.5℃に上昇していた。臨床的絨毛膜羊膜炎を疑った場合，母体で確認すべき項目はどれか。
 a. 血圧
 b. 脈拍
 c. 呼吸数
 d. 眼瞼結膜

Q37 臨床的絨毛膜羊膜炎について正しいのはどれか。
 a. 微弱陣痛になる。
 b. 新生児重症感染症になる。
 c. 胎児炎症反応症候群と関連する。
 d. 子宮内低酸素状態に対する胎児の抵抗力が増す。

Q38 臨床的絨毛膜羊膜炎に特徴な母体の身体所見はどれか。
 a. 発汗
 b. 血性羊水
 c. 腹壁の板状硬
 d. 分泌物の悪臭

Q39 27歳初産婦。分娩第1期。入院時心拍数モニターで異常なく，間欠的心拍数聴取を行っていたが，突然，強い腹痛を訴えた。医師が到着するまでの間に行うべき対応で，不要なのはどれか。
 a. 体位変換を行う。
 b. 血管確保を行う。
 c. CTGを再装着する。
 d. 超音波検査の準備をする。

Q40 CTG異常が出現しやすいのはどれか。
 a. 浮腫
 b. 妊娠高血圧
 c. 妊娠蛋白尿
 d. 妊娠高血圧腎症

Q41 高血圧腎症で起こりやすい合併症はどれか。3つ選べ。
 a. 子癇
 b. HELLP症候群
 c. 常位胎盤早期剥離
 d. 子宮型羊水塞栓症

Q42 妊娠高血圧腎症管理中，上腹部違和感と嘔気が出現した。考えられる疾患はどれか。
　　a. 子癇
　　b. 高血圧緊急症
　　c. HELLP 症候群
　　d. 常位胎盤早期剝離

Q43 脳性麻痺について正しいのはどれか。
　　a. 医療の進歩に伴い減少した。
　　b. 3 分の 2 は正期産児で発症している。
　　c. 原因の大部分は分娩中の低酸素症による。
　　d. 発生頻度はおよそ 10 万分娩に 2 件である。

Q44 子宮収縮薬使用中，投与の減量，中止を考慮する所見はどれか。
　　a. 遷延分娩
　　b. 頻回収縮
　　c. 心拍数波形レベル 2
　　d. 前回増量から 30 分が経過

Q45 図に示すように一過性変動が繰り返し出現し，基線が明確に判読できない場合，一過性頻脈か一過性徐脈かを区別するのに役立つ所見はどれか。

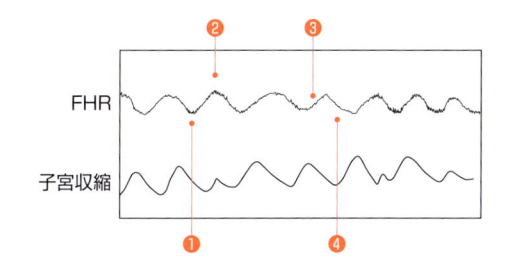

　　a. 図中①部分の基線細変動が②部分より増加していれば一過性徐脈と判読する。
　　b. 図中①と②の心拍数の差が 15bpm 以上であれば一過性頻脈と判読する。
　　c. 図中③の心拍数上昇が 30 秒未満であれば一過性頻脈と判読する。
　　d. 図中④の心拍数下降が 30 秒以上であれば一過性徐脈と判読する。

Q46 子宮収縮薬使用中の母体で，測定するべきなのはどれか。
　　a. 血圧
　　b. 経皮的酸素飽和度
　　c. 体重
　　d. 尿量

Q47 妊娠 41 週，陣痛発来で来院したが，胎児心拍が聴取されない。適切な対応はどれか。
　　a. 医療事故調査制度に則り届出をする。
　　b. グリーフケア担当者に連絡する。
　　c. 院内倫理委員会に報告する。
　　d. 異状死として届け出る。

Q48 Q47 の妊婦が児の死因究明のため解剖を希望した。この場合，以下のどれにあたるか。
　　a. 病理解剖
　　b. 司法解剖
　　c. 行政解剖
　　d. 系統解剖

Q49 後日，Q47 の妊婦が診療記録の開示を求めて来院した。適切な対応はどれか。
　　a. 口頭のみで説明する。
　　b. 遺族に開示は行わない。
　　c. 情報開示は最小限にする。
　　d. 診療記録のコピーと説明文書を交付する。

Q50 図説 CTG テキストについて，適切なのはどれか。
　　a. よく理解できた。
　　b. まあまあ理解できた。
　　c. あまり役立たなかった。
　　d. みんな知っていた。

解答と解説

Q1 c
もし，間違えていたらはじめから本を読み直しましょう。

Q2 a, b
心臓血管中枢は交感神経を介し心拍数と血圧を増加させる。神経伝達物質はノルアドレナリンで心臓の収縮力を強める。運動などの身体活動，緊張，興奮，ストレスなどが交感神経の活動を高める。

Q3 a, d
副交感神経を介し心拍数と血圧を低下させる。胸腹部に分布する副交感神経を迷走神経という。休息，睡眠，リラックスした状態で，副交感神経は活発に働く。

Q4 b
協関作用の生理的なゆらぎこそが，CTGで確認される心拍数基線細変動の発生要因となる。

Q5 c
臍帯圧迫により前方負荷が増加すると，圧受容器が働き，迷走神経反射（副交感神経）が起こる。

Q6 c
Q7 a, b, d, e, f
Q8 d
p.16 参照

Q9 a
Q10 a
細変動消失は肉眼的に認められないもの。

Q11 b
適度な母体運動は，胎児を刺激し胎動を増加させ，基線細変動は不変か増加する。

Q12 b
32週未満では10bpm以上，10秒以上の増加で判断する。

Q13 a
外測陣痛計は正確に子宮収縮の強さを表すものではない。

Q14 d
Q15 d
Q16 b
排便は臍帯圧迫などの迷走神経反射による。健常児では出現しない。

Q17 a
Q18 a
圧変化は急速。

Q19 b
30秒ルールのこと。

Q20 c
Q21 a
Q22 c
サイナソイダルパターンは胎児貧血以外，低酸素症の際にも出現することがある。他は低酸素症・酸血症に特徴的。

Q23 b
一過性頻脈の減少は低酸素状態に陥るとはじめに出現する。軽度遅発一過性徐脈は胎児低酸素症を疑う。軽度変動一過性徐脈は論外。誤って選択したものはレベルⅡより再履修する。基線細変動の減少は胎児酸血症を疑う。

Q24 a
胎児心拍数波形分類に基づく対応と処置を参照。

Q25 d
チェックマークパターンは，低酸素状態に対する胎児のあえぎ様の呼吸運動を反映する。レベル分類には含まれていないが，基線細変動の増加と判断すればレベル2となる。

Q26 a
不鮮明な基線細変動の増加と子宮収縮に伴う緩やかな一過性頻脈が特徴。突然の徐脈は臍帯脱出や早剥など他の原因でも起こる。

Q27 d
どれでもよいが，dが簡便である。

Q28 b, c, d
p.23, 111 参照

Q29 d
羊水量は胎児尿量に依存し，胎児尿量は胎児の循環動態を反映する。他の指標と比較し，最も胎児機能不全が疑われる。

Q30 d
破水は羊水の性状にかかわらず，連続モニターとする。

Q31 a
ごくわずかな心拍数の低下でも，基線細変動の増加により遅発一過性徐脈が確認されることがある。遅発一過性徐脈は子宮収縮がなければ判読できない。uniformが基本。

Q32 c
基本中の基本だが，一過性変動が繰り返す場合，しばしば徐脈と頻脈を誤読する。

Q33 d
p.109 参照

Q34 c
悩ましいが，何も評価せず帝王切開はしたくない。36週以降の妊娠高血圧症候群は妊娠の中断を考慮することが勧められているため，経過観察は選択できない。筆者としてはCSTを行い経腟分娩の可能性を探ってもらいたい。施設や医師により意見が異なるところかもしれない。

Q35　a（とb）

　母体ショック，常位胎盤早期剥離，子宮破裂など自覚症状が想定される疾患を否定すると，臍帯圧迫による心拍変化が最も考えやすい。臍帯圧迫の原因で，最も早急な対応が求められるのは臍帯脱出で，早急に内診し確認する必要がある。仮に分娩が急速に進行していた結果の徐脈であったとしても内診で判断できる。また，頻度としては最も多い原因不明の臍帯圧迫であれば，体位変換が最も簡便で効果的と考える。いじわるな問題だが，まず内診し，体位を変換するという対応でいかがだろう。

Q36　b

　もちろん血圧測定と呼吸数も確認したほうがよいが，臨床的絨毛膜羊膜炎を診断するのであれば，母体心拍数を測定しなければならない。

Q37　c

　胎児炎症反応症候群を引き起こし，低酸素に対する抵抗力が減弱する。

Q38　d

　発汗はあるかもしれないが，特徴的とはいえない。臨床的絨毛膜羊膜炎の診断基準（p.118）を参照。

Q39　a

　早剥や子宮破裂を想起する症状で，b, c, dの対応が求められる。

Q40　d

　妊娠高血圧と妊娠高血圧腎症は病態が異なる。蛋白尿の出現は高血圧症の悪化を示唆する。高血圧腎症ではFGR，胎盤機能不全を合併しやすく，CTG異常につながる。

Q41　a, b, c

　a, b, cはいずれも妊娠高血圧腎症に起こりやすく，これらの異常につながる症状には，持続性の下腹部痛，出血，胎動減少，上腹部痛，上腹部違和感，嘔気嘔吐，頭痛，眼華閃発などがある。

Q42　c

　子癇と高血圧緊急症は頭痛，眼華閃発。早剥は持続性の下腹部痛，出血，胎動減少。

Q43　b

　p.144「脳性麻痺の事例から」を参照。

Q44　b

　遷延分娩，前回増量から30分が経過は増量の目安。心拍数波形レベル3以上で減量，中止。

Q45　c

　一過性頻脈であれば，30秒以内に増加する。

Q46　a

　血圧，心拍数が重要。

Q47　b

　健診等においても胎児の突然死に遭遇することはあるが，この場合，医療行為に基づく予期せぬ死亡ではなく，医療事故調査制度の届出にはあたらない。同様に異状死とはいえず警察に届けるものではない。出すとすれば倫理委員会ではなく，医療安全委員会。通常に分娩管理にあたるが，グリーフケアなどを行うことが望ましい。

Q48　a

　司法解剖は司法警察員，検察官，裁判官などの委託や命令により，主に犯罪等による他殺死体，変死体の死因を明らかにする解剖。行政解剖は主に事故死に対して行う。解剖学で，正常な身体の形態と構成を研究するために行う解剖を系統解剖という。病気の本態を明らかにするため行われるものが病理解剖。

Q49　d

　診療情報の提供等に関する指針では，「診療情報の提供」とは，(1)口頭による説明，(2)説明文書の交付，(3)診療記録の開示等具体的な状況に即した適切な方法により，患者等に対して診療情報を提供することをいうと定義している。開示の求めであれば，診療録のコピーに口頭での説明や説明文を添えて丁寧に情報開示することが勧められる。

Q50　すべて

胎児心拍数図波形の定義[*1]

A. 胎児心拍数基線 FHR baseline
胎児心拍数基線は10分の区画におけるおおよその平均胎児心拍数であり，5での倍数として表す。
注：152bpm，139bpm という表現は用いず，150bpm，140bpm と 5bpm ごとの増減で表す。
判定には
1. 一過性変動の部分
2. 26bpm 以上の胎児心拍数細変動の部分を除外する。

また

3. 10分間に複数の基線があり，その基線が 26bpm 以上の差をもつ場合は，この部分の基線は判定しない。

　10分の区画内で，基線と読む場所は少なくとも2分以上続かなければならない。そうでなければその区画の基線は不確定とする。この場合は，直前の10分間の心拍数図から判定する。
　もし胎児心拍数基線が 110bpm 未満であれば徐脈 (bradycardia) と呼び，160pbm を超える場合は頻脈 (tachycardia) とする。

B. 胎児心拍数基線細変動 FHR baseline variability
　胎児心拍数基線細変動は1分間に2サイクル以上の胎児心拍数の変動であり，振幅，周波数とも規則性がないものをいう。sinusoidal pattern はこの細変動の分類には入れない。
　細変動を振幅の大きさによって4段階に分類する。
1. 細変動消失 (undetectable)：肉眼的に認められない。
2. 細変動減少 (minimal)：5bpm 以下
3. 細変動中等度 (moderate)：6〜25bpm
4. 細変動増加 (marked)：26bpm 以上

　この分類は肉眼的に判読する。Short term variability，long term variability の表現はしない。
注：サイナソイダルパターン sinusoidal pattern は心拍数曲線が規則的でなめらかなサイン曲線を示すものをいう。持続時間は問わず，1分間に2〜6サイクルで振幅は平均5〜15bpm であり，大きくても 35bpm 以下の波形を称する。

C. 胎児心拍数一過性変動 periodic or episodic change of FHR
1) 一過性頻脈 acceleration
　一過性頻脈とは心拍数が開始からピークまでが30秒未満の急速な増加で開始から頂点までが 15bpm 以上，元に戻るまでの持続が15秒以上2分間未満のものをいう。32週未満では心拍数増加が 10bpm 以上，持続が10秒以上のものとする。
遷延一過性頻脈 prolonged acceleration
　頻脈の持続が2分以上，10分未満であるものは遷延一過性頻脈 (prolonged acceleration) とする。10分以上持続するものは基線が変化したものとみなす。
2) 一過性徐脈 deceleration
　一過性徐脈の波形は，心拍数の減少が急速であるか，緩やかであるかにより，肉眼的に区別することを基本とする。その判断が困難な場合は心拍数減少の開始から最下点に至るまでに要する時間を参

考とし，両者の境界を 30 秒とする．対応する子宮収縮がある場合には以下の 4 つに分類する．対応する子宮収縮がない場合でも変動一過性徐脈と遷延一過性徐脈は判読する．

i) 早発一過性徐脈 early deceleration

　早発一過性徐脈とは，子宮収縮に伴って，心拍数が緩やかに減少し，緩やかに回復する波形で，一過性徐脈の最下点が子宮収縮の最強点と概ね一致しているものをいう．

ii) 遅発一過性徐脈 late deceleration

　遅発一過性徐脈は，子宮収縮に伴って，心拍数が緩やかに減少し，緩やかに回復する波形で，一過性徐脈の最下点が子宮収縮の最強点より遅れているものをいう．多くの場合，一過性徐脈の開始・最下点・回復が，おのおの子宮収縮の開始・最強点・終了より遅れる．

iii) 変動一過性徐脈 variable deceleration

　変動一過性徐脈とは，15bpm 以上の心拍数減少が急速に起こり，開始から回復まで 15 秒以上 2 分未満の波形をいう．その心拍数減少は直前の心拍数より算出される．子宮収縮に伴って発生する場合は，一定の形を取らず，下降度，持続時間は子宮収縮ごとに変動することが多い．

iv) 遷延一過性徐脈 prolonged deceleration

　遷延一過性徐脈とは心拍数減少が 15bpm 以上で，開始から回復まで 2 分以上 10 分未満の波形をいう．その心拍数減少は直前の心拍数より算出される．10 分以上の心拍数減少の持続は基線の変化とみなす．

（日本産科婦人科学会周産期委員会）

＊1) 日本産科婦人科学会：胎児心拍数図に関する用語・定義（改訂案）．日産婦誌 2002；54：4(III)(Guidelone)

（日本産科婦人科学会／日本産婦人科医会編：産婦人科診療ガイドライン
―産科編 2014 p.249,250 日本産科婦人科学会，2014. より引用）

167

子宮収縮薬を用いた陣痛誘発と陣痛促進の注意点

陣痛誘発

医学的適応

胎児側の因子

1. 胎児救命のため新生児治療を要する場合
2. 絨毛膜羊膜炎
3. 過期妊娠またはその予防
4. 糖尿病合併妊娠
5. 胎児発育不全
6. 巨大児が予測される場合
7. 子宮内胎児死亡
8. その他，児娩出が必要と判断された場合

母体側の因子

1. 微弱陣痛
2. 前期破水
3. 妊娠高血圧症候群
4. 墜落分娩予防
5. 妊娠継続が母体の危険を招くおそれがある場合

非医学（社会）的適応

妊産婦側の希望など

1. 本人・家族から要請がある
2. 本人・家族が分娩誘発の利害得失について理解し，社会的適応による分娩誘発に同意している

   ＊正期産(37週〜40週6日)に限る。本人・家族の希望であってもインフォームドコンセントを取る。

メリット・デメリット

誘発の利益

1. 分娩時期を設定できる
2. 一定の確率で発生する胎児死亡を未然に防止

   妊娠 37 週以降，週数の進行に伴い吸引・鉗子分娩，帝王切開，異常出血，異常胎児心拍パターン出現，羊水混濁，新生児仮死の頻度が上昇する。

   Saunders N Lancet 1991

   127 万人の後方視的研究で，分娩誘発すると周産期死亡率が低く（Odds ratio 0.39），経腟分娩率が高い（Odds ratio 1.26）ことが報告されている。

   Stock SJ, BMJ 2012

誘発の不利益

1. 入院期間の延長
2. 薬剤使用機会の上昇
3. 人工操作による不快
4. 器具，薬剤による有害事象発生の可能性

有害事象

		オキシトシン	PGF2α	PGE2
重大な副作用	過強陣痛，子宮破裂，c管裂傷	○	○	○
	胎児機能不全	○	○	○
	心室細動，呼吸困難，喘鳴		○	
	ショック	○		
その他の副作用	血圧上昇・下降	○	○	○
	顔面紅潮，心悸亢進，頻脈，胸腔内苦悶		○	
	嘔気・嘔吐	○	○	○
	腹痛，下痢		○	○
	血管痛，静脈炎，冷感，口渇，発熱		○	
	頭痛，頭重		○	○
	発疹		○	
	めまい			○
	新生児黄疸	○		

陣痛促進の注意点

子宮収縮薬の禁忌と慎重投与 (共通項目3薬)

禁忌

1. 当該薬剤の過敏症
2. 子宮手術(体部切開の帝王切開,子宮筋層の切開手術などの既往)
3. 他の子宮収縮薬,頸管熟化薬(マイリス,レボスパ),吸湿性頸管拡張材(ラミナリアなど)との同時使用
4. メトロイリンテル挿入後1時間以内
5. 前置胎盤,CPD,骨盤狭窄,横位,常位胎盤早期剥離(胎児生存),重度胎児機能不全,過強陣痛

慎重投与

1. CPDが疑われる場合
2. 多胎妊婦

薬剤ごとの禁忌と慎重投与

	オキシトシン	PGF2α	PGE2
PGE2最終投与から1時間以内	○	○	
子宮収縮薬静注終了後1時間以内			○
PIH	△		
高血圧		△	
心・腎・血管障害	△	△	
気管支喘息・その既往		○	△
緑内障		○	△
骨盤内感染症・その既往		△	
帝王切開既往(1回)	△	○	○
子宮切開既往	△*	○	○
早剥(児死亡時)	△	△	○
骨盤位など胎位異常	△	○	○
異常胎児心拍数図	△	△	○

○は禁忌,△は慎重投与を示す。　*3薬禁忌以外の子宮切開

子宮収縮薬使用のための条件

- 子宮収縮薬の禁忌と慎重投与を確認する（A）
- 頸管が熟化している（B）
- 投与開始前から分娩監視装置を装着する（A）
- 他の子宮収縮薬，頸管熟化薬，吸湿性頸管拡張材を用いていない（併用禁忌）（A）
- PGE2錠最終投与から1時間が経過している（A）
- メトロイリンテル挿入から1時間が経過（B）
- 書面による同意を得る（B）

管理のポイント

投与開始前

1. 適応と条件を満たしているか確認する。
   同意書があり，禁忌や併用禁忌に該当しないなどを確認
2. 血圧と脈拍数を測定（B）
3. 分娩監視装置を装着し，胎児の健常性を確認（A）

投与中

1. 血圧と脈拍数を定期的にチェックする（B）
   間隔はおおむね2時間以内
2. 子宮収縮と胎児心拍数を連続モニターする（A）
3. 静脈内投与時の増量できる条件（B）
   子宮収縮が不十分と判断される。
   胎児心拍波形がレベル1もしくは2。
   前回増量時から30分以上経過している。
   最大投与量に達していない。
4. 頻回な子宮収縮が出現した場合，以下を検討（B）
   PGE2錠では以後投薬を避け，静脈内投与では1/2量以下に減量する。
5. レベル3以上の異常波形が出現した場合（B）
   PGE2錠では以後投薬中止。
   静脈内投与では，1/2量以下に減量，あるいは投与を中止する。
6. これらの対応，検討結果を記録する（B）

＊(A)(B)は産婦人科診療ガイドライン産科編推奨レベル

CTG の評価とその対応
胎児心拍数波形のレベル分類と判定，および波形分類に基づく対応と処置

表I
胎児心拍数波形の
レベル分類

レベル表記	日本語表記	英語表記
レベル1	正常波形	normal pattern
レベル2	亜正常波形	benign variant pattern
レベル3	異常波形（軽度）	mild variant pattern
レベル4	異常波形（中等度）	moderate variant pattern
レベル5	異常波形（高度）	severe variant pattern

表II-1
基線細変動正常例

一過性徐脈　心拍数基線	なし	早発	変動 軽度	変動 高度	遅発 軽度	遅発 高度	遷延 軽度	遷延 高度
正常脈	1	2	2	3	3	3	3	4
頻脈	2	2	3	3	3	4	3	4
徐脈	3	3	3	4	4	4	4	4
徐脈(<80)	4	4		4	4	4		

表II-2
基線細変動減少例

一過性徐脈　心拍数基線	なし	早発	変動 軽度	変動 高度	遅発 軽度	遅発 高度	遷延 軽度	遷延 高度
正常脈	2	3	3	4	3*	4	4	5
頻脈	3	3	4	4	4	5	4	5
徐脈	4	4	4	5	5	5	5	5
徐脈(<80)	5	5		5	5	5		

3*正常脈＋軽度遅発一過性徐脈：健常胎児においても比較的頻繁に認められるので「3」とする。ただし，背景に胎児発育不全や胎盤異常などがある場合は「4」とする。

表II-3
基線細変動消失例

薬剤投与や胎児異常など特別な誘因がある場合は個別に判断する

一過性徐脈	なし	早発	変動 軽度	変動 高度	遅発 軽度	遅発 高度	遷延 軽度	遷延 高度
心拍数基線にかかわらず	4	5	5	5	5	5	5	5

*薬剤投与や胎児異常など特別な誘因がある場合は個別に判断する。
*心拍数基線が徐脈（高度を含む）の場合は一過性徐脈のない症例も"5"と判定する

表Ⅱ-4
基線細変動増加例

一過性徐脈	なし	早発	変動 軽度	変動 高度	遅発 軽度	遅発 高度	遷延 軽度	遷延 高度
心拍数基線にかかわらず	2	2	3	3	3	4	3	4

*心拍数基線が明らかに徐脈と判定される症例では，表Ⅱ-1の徐脈（高度を含む）に準じる。

表Ⅱ-5
サイナソイダルパターン

一過性徐脈	なし	早発	変動 軽度	変動 高度	遅発 軽度	遅発 高度	遷延 軽度	遷延 高度
心拍数基線にかかわらず	4	4	4	4	5	5	5	5

付記：
i. 用語の定義は日本産科婦人科学会 55 巻 8 月号周産期委員会報告による（末尾参照）。
ii. ここでサイナソイダルパターンと定義する波形は i の定義に加えて以下を満たすものとする
　①持続時間に関して 10 分以上。
　②滑らかなサインカーブとは short term variabillity が消失もしくは著しく減少している。
　③一過性頻脈を伴わない。
iii. 一過性徐脈はそれぞれ軽度と高度に分類し，以下のものを高度，それ以外を軽度とする。
　◇遅発一過性徐脈：基線から最下点までの心拍数低下が 15bpm 以上
　◇変動一過性徐脈：最下点が 70bpm 未満で持続時間が 30 秒以上，または最下点が 70bpm 以上 80bpm 未満で持続時間が 60 秒以上
　◇遷延一過性徐脈：最下点が 80bpm 未満
iv. 一過性徐脈の開始は心拍数の下降が肉眼で明瞭に認識できる点とし，終了は基線と判定できる安定した心拍数の持続が始まる点とする。心拍数の最下点は一連の繋がりを持つ一過性徐脈の中の最も低い心拍数とするが，心拍数の下降の緩急を解読するときは最初のボトムを最下点として時間を計測する。

表Ⅲ
胎児心拍数波形分類に基づく対応と処置（主に 32 週以降症例に関して）

波形レベル	対応と処置 医師	対応と処置 助産師**
1	A：経過観察	A：経過観察
2	A：経過観察 または B：監視の強化，保存的処置の施行および原因検索	A：経過観察 または B：連続監視，医師に報告する
3	B：監視の強化，保存的処置の施行および原因検索 または C：保存的処置の施行および原因検索，急速遂娩の準備	B：連続監視，医師に報告する または C：連続監視，医師の立ち会いを要請，急速遂娩の準備
4	C：保存的処置の施行および原因検索，急速遂娩の準備 または D：急速遂娩の実行，新生児蘇生の準備	C：連続監視，医師の立ち会いを要請，急速遂娩の準備 または D：急速遂娩の実行，新生児蘇生の準備
5	D：急速遂娩の実行，新生児蘇生の準備	D：急速遂娩の実行，新生児蘇生の準備

＜保存的処置の内容＞
　一般的処置：体位変換，酸素投与，輸液，陣痛促進薬注入速度の調節・停止など
　場合による処置：人工羊水注入，刺激による一過性頻脈の誘発，子宮収縮抑制薬の投与など
　**：医療機関における助産師の対応と処置を示し，助産所におけるものではない。

（日本産科婦人科学会/日本産婦人科医会編：産婦人科診療ガイドライン-産科編2014. p.246-8, 日本産科婦人科学会, 2014.より引用）

参考文献一覧

1) 日本産科婦人科学会／日本産婦人科医会 編集・監修：産婦人科診療ガイドラインー産科編2014．日本産科婦人科学会，2014．

2) 日本産科婦人科学会：分娩の生理・産褥の生理．日本産科婦人科学会誌 2007；59(10)：N-637-8．
　　〔www.jsog.or.jp/PDF/59/5910-637.pdf〕

3) Macones GA, Hankins GD, Spong CY, Hauth J, Moore T：The 2008 National Institute of Child Health and Human Development workshop report on electronic fetal monitoring. Update on definitions, interpretation, and research guidelines. Obstet Gynecol 2008；112：661-6．

4) 産科医療補償制度胎児心拍数モニターに関するワーキンググループ：脳性麻痺事例の胎児心拍数陣痛図（波形パターンの判読と注意点）．公益財団法人日本医療機能評価機構，2014．
　　〔http://www.sanka-hp.jcqhc.or.jp/documents/statistics/pdf/taijisinpakusuujinntuuzujireishuu_No1_0116.pdf〕
　　〔http://www.sanka-hp.jcqhc.or.jp/documents/statistics/pdf/taijisinpakusuujinntuuzujireishuu_No2_0116.pdf〕
　　〔http://www.sanka-hp.jcqhc.or.jp/documents/statistics/pdf/taijisinpakusuujinntuuzujireishuu_No3_0116.pdf〕

5) Hayashi M, Nakai A, Sekiguchi A, Takeshita T：Fetal heart rate classification proposed by the perinatology committee of the Japan Society of Obstetrics and Gynecology: reproducibility and clinical usefulness. J Nippon Med Sch 2012；79：60-8．

6) Blanc WA：Pathology of the placenta, membranes and umbilical cord in bacterial infections in man. Placenta Disease. London Williams and Wilkins, 1981, p67-132．

7) Shatrov JG, Birch SC, Lam LT, Quinlivan JA, McIntyre S, Mendz GL：Chorioamnionitis and Cerebral Palsy: A Meta-Analysis. Obstet Gynecol 2010；116：387-92．

8) Lencki SG et al：Maternal and umbilical cord serum interleukin levels in preterm labor with clinical chorioamnionitis. Am J Obstet Gynecol 1994；170：1345-51．

9) 中井章人：早剥の管理―搬送のタイミング・搬送の問題点―．周産期医学 2013；43：506-10．

10) 中井章人，石川　源：「脳性麻痺―発症防止への挑戦」脳性麻痺の原因と動向．諸外国の状況．臨床婦人科産科 2013；67：883-9．

索 引

あ行

アシドーシス	8, 58
アセチルコリン	5
圧受容器	7, 9
圧変化か低酸素か	26
一過性徐脈	14
一過性徐脈が急速か緩やかか	25
一過性徐脈の種類	24
一過性頻脈	14, 19
一過性頻脈の消失	61
延髄の働き	3

か行

化学受容器	7, 8
過短臍帯	129
紙送り速度	13
基線細変動減少	67
基線細変動の増加	101
基線はどっちだ？	99
クーブレル徴候	126
繰り返す遅発一過性徐脈	65
軽度遅発一過性徐脈	36
血圧変化	9
血性羊水	87
健常な胎児	22
交感神経の働き	4
高度遅発一過性徐脈	36
高度変動一過性徐脈	41

さ行

サイナソイダルパターン	56
臍帯圧迫	28
臍帯動脈血	67
子宮収縮	14, 20
子宮収縮による児頭の圧迫	29
絨毛膜羊膜炎と子宮内感染症	115
常位胎盤早期剥離	32, 87, 126, 131, 132
徐脈を読む	55
自律神経機能	10
心臓血管中枢	3
心拍数基線のスキップ	109
心拍数基線細変動の発生要因	6
心拍数基線細変動増加と減少の要因	18
遷延一過性徐脈	24, 45, 47, 49, 54, 69
組織学的絨毛膜羊膜炎	116
組織学的絨毛膜羊膜炎と脳性麻痺	117

た行

早発一過性徐脈	24, 29
陣痛	20

胎児機能不全	72
胎児機能不全に対する一般処置の手順	78
胎児酸血症	58, 59
胎児心拍数の変動	10
胎児心拍数基線	14, 16, 17
胎児心拍数基線細変動	14, 16, 17
胎児心拍数陣痛図	2
胎児心拍数波形のレベル分類	73
胎児心拍数波形分類に基づく対応と処置	76
胎児低酸素症	58, 59
胎児評価ツールの組み合わせ	111
胎児貧血	56
胎盤所見	126
ダブルカウント（ダブリング）	108
チェックマークパターン	102
遅発一過性徐脈	24, 27, 30, 32, 36
遅発一過性徐脈の4つの特徴	33
帝王切開緊急度のレベル	126
低酸素か？圧変化か？	10
低酸素による遷延一過性徐脈	53
低酸素状態	8, 27, 58
テロリズム介入対策	77
典型的な早発一過性徐脈	43
典型的な変動一過性徐脈	38

な行

脳性麻痺の発生頻度	144
脳性麻痺の歴史	143
ノルアドレナリン	4

は行

ハーフカウント（ハーヴィング）	109
頻回収縮	21
副交感神経の働き	5
分娩開始時のチェックリスト	114
分娩監視の方法	85
別人のCTG？	104
変動一過性徐脈	24, 28, 30
変動一過性徐脈の3つの特徴	39
母体心拍混入	106

母体心拍数図（?）の特徴	107

ま・や行

迷走神経	5
モニターを正しく装着する	13
羊水混濁	87

ら行

臨床的絨毛膜羊膜炎	118
臨床的絨毛膜羊膜炎と脳性麻痺	119
レベル分類による再現性	81
連続モニタリングが必要なとき	86

数字・欧文

2度と出会いたくないCTG	141
30秒ルール	25, 30
acceleration	14, 19
baroreceptor	7
Biophysical Profile Score；BPS	23
cardiotocogram；CTG	2
chemoreceptor	7
contraction	14
contraction stress test；CST	2
CSTの意義	112
CTGが急変したら	142
CTGの限界	88
CTGとは	2
deceleration	14, 24
early deceleration	24
FHR baseline	14, 17
FHR baseline variability	14, 17
late deceleration	24
NICHDガイドライン	35
non-reassuring fetal status；NRFS	71
non-stress test；NST	2
pH6.97の理由	105
prolonged deceleration	24, 45
reassuring fetal status；RFS	71
sinusoidal pattern	56
variable deceleration	24

図説 CTGテキスト
助産実践能力習熟段階(クリニカルラダー)®レベルⅢ認証必須研修CTG対応テキスト

2016年3月20日　第1版第1刷発行
2025年2月10日　　　　第13刷発行

- 著　者　中井章人　なかい　あきひと
- 発行者　吉田富生
- 発行所　株式会社メジカルビュー社
　〒162-0845 東京都新宿区市谷本村町2-30
　電話　03(5228)2050(代表)
　ホームページ　http://www.medicalview.co.jp/

　営業部　FAX　03(5228)2059
　　　　　E-mail　eigyo@medicalview.co.jp

　編集部　FAX　03(5228)2062
　　　　　E-mail　ed@medicalview.co.jp

- 印刷所　三美印刷株式会社

ISBN 978-4-7583-1733-7　C3047

©MEDICAL VIEW, 2016. Printed in Japan

・本書に掲載された著作物の複写・複製・転載・翻訳・データベースへの取り込みおよび送信（送信可能化権を含む）・上映・譲渡に関する許諾権は，(株)メジカルビュー社が保有しています．
・JCOPY〈出版者著作権管理機構 委託出版物〉
　本書の無断複写は著作権法上での例外を除き禁じられています．複写される場合は，そのつど事前に，出版者著作権管理機構（電話 03-5244-5088，FAX 03-5244-5089，e-mail：info@jcopy.or.jp）の許諾を得てください．

・本書をコピー，スキャン，デジタルデータ化するなどの複製を無許諾で行う行為は，著作権法上での限られた例外（「私的使用のための複製」など）を除き禁じられています．大学，病院，企業などにおいて，研究活動，診察を含み業務上使用する目的で上記の行為を行うことは私的使用には該当せず違法です．また私的使用のためであっても，代行業者等の第三者に依頼して上記の行為を行うことは違法となります．